普通に生活しているだけで
ハイパフォーマンスに
変わるために

自律神経はどこまでコントロールできるか？

作業療法士
菅原洋平

KKベストセラーズ

自律神経はどこまで
コントロールできるか？

はじめに

■何もしなくてもハイパフォーマンスになる仕組み

私は作業療法士です。私はこれまで、脳のリハビリテーションを行ってきました。また、働く人たちがより生産性を高められるように、働き方改革として、脳の仕組みをフル活用する働き方を企業内に導入する事業を行っています。

リハビリテーションというと、体の片側が動かなくなってしまった脳卒中の患者さんに付き添って歩く訓練をする仕事、というイメージを持っている人が多いようです。リハビリテーションとは本来、リ（再び）ハビリテート（習慣をつくる）という意味で、生活習慣を、より有機的に能動的につくり直すことを指しています。

損傷を負ってしまった脳を回復させる方法は、私たちがより自分の力を発揮できる方法として応用できます。それを新たな習慣として、定着させることができれば私たちは、普通に生活しているだけで、自分の能力がどんどん高まるように仕向けることができるのです。

私たちが、仕事やプライベートでやりたいことに満足のいく結果を出すには、それらに必要な能力が高まる生活習慣をつくることが、最も手軽で大きな効果が得られる方法です。

目指すのは、普通に生活しているだけで、ただ生きているだけで自分の能力を高められることです。

私たち人間には、そんな仕組みがもともと備わっています。それが自律神経です。

自律神経という言葉自体は、よく聞くと思います。ただ、世間で「自律神経」という言葉が使われるのは、たいてい良くない話題のときです。

「なんかAさんは最近仕事休んでるらしいよ。自律神経に問題があるとかで」

こんな感じで、「自律神経」には「問題がある」という言葉がセットで使われることがほとんどです。

「体調が悪い」

「仕事を休むほどじゃないけど、なんだか不調」

そんなときに初めて注目を浴びるのが、自律神経です。心拍や呼吸、体温調節や排泄《はいせつ》など、私たちが生きていることを支えている活動。それを、私たち自身の意思や意図とは関係なく「自律的に」行っているのが、自律神経です。あって当たり前の働きなので、普段はその存在に注意を払うこともありません。

不調が起こったとき以外に自律神経に関心を持つ機会があるとすれば、それは、何か重要なイベントを前にしたときです。

「体調をしっかり整えておくように」

そんな言葉をかけられたことは誰しもあると思います。でも、体調を整えるには、具体的に何をすればよいか分かりますか？　暴飲暴食を避《さ》ける、夜更《よふ》かしを避ける、というぐらいは浮かびますが、「体調っていったい何者でどうやったら整うのか」、分かっているようで、実はしっかりと理解している人は少ないのではないでしょうか。

体調＝自律神経。こう定義すれば、「自律神経をしっかり整えておくように」という意味になります。そして自律神経の仕組みを知れば、実際に整えることができます。

本書では自律神経の整え方について、その仕組みとともに具体的に紹介していきます。

■心の調子も自律神経の仕事

自律神経が担《にな》うのは、私たちの生命を維持することだけではありません。

健康や体調管理に関心が高い人は、すごくハイテンションになっているときに、「アドレナリンが出まくっている」「交感神経がガンガンに働いている」などという言い方をすることがよくあります。

こうした私たちの気分もまた、自律神経が担っているのです。

仕事がなかなか進まないときや休み明けでぼんやりしているときに、「テンションを上げていこう！」と自分に発破《はっぱ》をかけることがあると思います。しかし、そんなふうに上げなければならないほど、私たちのテンションは低くありません。

気分は上がるのが良いことで下がるのは悪いこと、という印象があるかもしれませんが、無理に上げれば上げた分だけ、その後下がってもとに戻そうとするのが自律神経の仕組みです。

私たちがよく口にする「気分」についても、なんとなく「心理的なもの」として理解しがちですが、これを自律神経がつくっているものだととらえ直す機会をつくるのも、本書のねらいです。とらえどころがない気分の作用も、自律神経という、現実にある体の活動ならば、その実態をつかみ、修正することができます。

本書が目指すのは、まず、自律神経はうまく働いているのが当たり前で、不調になって初めてその存在に気づくものという考え方を変えることです。

できるだけ些細《ささい》な乱れのうちにその乱れを見つけ、もとに戻す。大きな不調が起こってから回復に務めるより、些細な不調を回復させる方がはるかに簡単で手間もかかりません。

そのために、第1章では、私たちが日常的に経験する、自律神経の不調のサインとその対処方法について書きました。

些細な乱れに気づくことの先にあるのは、自律神経の仕組みを知り、その仕組みをうまく利用することです。自ら自分の脳と体が働きやすいように誘導していく。そして、それを習慣にしていく。

第2章では、自律神経の基本的な仕組みを知り、第3章からは、それをうまく利用する方法に迫っていきました。

体調管理、健康管理とはいっても、それは体調を整えることが目的ではありません。目的は、あくまでも私たちがやりたいこと、やるべきことにしっかり力を出せる状態にすることです。

そのための方法として、自律神経を中心に考えた新しい習慣をつくっていきましょう。

それは、特別な習慣ではありません。今の生活を大きく変える必要もありません。

今の生活が自分の自律神経にどんな影響があるのかを振り返って整理し、自律神経側の立場から、やっていることの順番や時間帯を変えたり、やり方を少し変えてみるだけです。

それだけで、「なんとなく不調」から脱却し、自ら自分の脳と体をうまく乗りこなすことができるのです。

カバーデザイン／渡邊民人（ＴＹＰＥ ＦＡＣＥ）
本文デザイン／梅津由紀子（ＴＹＰＥ ＦＡＣＥ）

目次

自律神経はどこまでコントロールできるか?

実践編

第4章＋「睡眠」で自律神経を整える　87

第6章 ＋「食事」で自律神経を整える

第7章 ＋「温めて冷やす」で自律神経を整える

第8章 ＋ 乱れない心をつくる 183

おわりに 208

基本編

第1章

自律神経からのサインをチェック

＋不調になって初めて気づく自律神経の存在

自律神経は、仕事中でも休憩していても眠っていても、決して休まることなく働き続けています。しかし、自律神経の活動そのものが「生きていること」でもあるので、普段私たちは、その存在に気づきません。自律神経の存在に気づくのは、なんらかの不調によって不快感がもたらされたときです。

たとえば、映画館で映画を観ているときにお腹が痛くなってトイレを我慢する。「なんでこんなときに限って……」となって、初めて腸の活動の存在に気づきます。

こうした腹痛を意識的に消すことができないように、内臓の働きは、意識的にコントロールすることはできません。

私たちは、仕事やプライベートで活躍するための能力というと、記憶力や学習能力が最も重要だと考えます。しかし、「トイレに行きたい……」とお腹の痛みに集中力を奪われると、映画の内容がまったく頭に入らない、ということがあるように、常に働いていて意識的にコントロールできない自律神経が正常に活動してくれることは、私たちが持てる能力を発揮するためには、不可欠です。自律神経の活動に不具合が起こりさえしなければ、私たちは、自分の持てる能力を最大限に発揮できる、とも言えます。

重要な案件を扱ったり、出張やプレゼンテーションなど非日常の場面で、しっかり結果を出さなければならない人ほど、便秘や下痢など、お腹の不調をきたさないように特に注意を払っているでしょう。腹痛のようにわかりやすい内臓の不調ならば、すぐに気づくことができます。

自律神経の働き、というと難しそうな感じがしますが、その不調が起こったとき、体にどんなサインが出るのかをあらかじめ知っていれば、その不調を避ける行動をとることができます。

この章では、まず日常的によく経験する自律神経の不調と、それを避ける行動を紹介します。

＋チューナーとしての機能をチェックする

テレビにはチューナーが内蔵されているので、そこから電波を受信してテレビ番組を楽しむことができます。このチューナーがなければ、テレビはただのモニターです。同じように、胃や腸、肺などの内臓は、チューナーがなければただの臓器であり、私たちの生命活動を支えることはできません。

このチューナーの役割を果たすのが、自律神経です。自律神経の最高中枢《ちゅうすう》である視床《ししょう》下部《かぶ》から発信された電波をチューニングして各内臓を機能させるのです。

私たちは、普段テレビを観ているときにチューナーの存在はほとんど意識しませんが、引っ越しをしたり、アンテナを替えたりしたときに、「テレビが映らない」というトラブルが生じて初めてチューナーの説明書を開くことになります。

自律神経にも同じように取り扱い方法の説明書があれば、不調を自分で解決することができます。説明書を開くように、この章を活用していただければと思います。

■①食いしばり、歯ぎしり

あなたは今、口を閉じていると思いますが、そのときに歯も噛み合っていませんか？人間本来の姿勢では、口(唇《くちびる》)は閉じていても歯は噛み合っていないはずです。また、笑うときに口角が下がったり口をぎゅっとすぼめることがありませんか？

無意識に食いしばりが出ているときには、次の章で詳しくお話しする交感神経の活動が過剰になっています。

食いしばりは、ある程度意識的に直すことができます。「口を閉じる＝歯を食いしばる」という結びつきで記憶されているのを、「口を閉じる＝歯は噛まない」とすり替えるのです。足を組む癖を直すような感覚で、脳の中のあごの位置が正しくイメージできるように試してみましょう。

昼間に食いしばっているときは、夜間睡眠中にも食いしばったり歯ぎしりをしている可能性が高いです。

本来、睡眠中には血圧が下がるはずなのですが、交感神経の働きが保たれたまま眠っていると、夜間にも血圧が下がらない夜間高血圧になることもあります。これは自分では気づかないのですが、自覚症状として昼間の眠気が弊害として起こります。

睡眠中に食いしばっていると、マイクロアローザルという脳波上の短い覚醒が起こってしまいます。マイクロアローザルが起こると、熟眠感が得られず昼間に眠くなります。たっぷり眠っているはずなのに昼間に眠い。こんなことがあったら、食いしばっている可能性があります。

そんなときは、1週間カフェインレスにしてみましょう。眠気覚ましにカフェインを飲む習慣がある場合、そのカフェインが睡眠中の食いしばりや歯ぎしりを増強して、昼間の眠気を生み出していることが考えられます。

コーヒーやお茶、栄養ドリンクやタブレットなど、「眠気さましに」と机の上にカフェインを置いている人は、1週間だけでいいのでカフェインレスにチャレンジしてみましょう。

昼間の眠気が少しラクになることが分かったら、好きで飲むカフェインと習慣的に飲むカフェインを分けて、習慣的に飲むことを避けてみましょう。

■②朝起きたときに口が渇く

朝起きたときに口がカラカラに渇いている、ということはありませんか？

そんなときは、眠ったはずなのに眠った感じがせず翌日に疲れを持ち越しているはずです。なぜなら、寝起きで口が渇いているということは、深い睡眠が得られなかったサインでもあるからです。

睡眠中には、交感神経の活動が低下します。睡眠については第4章で詳しくお話ししますが、交感神経の活動が低下し、ぐっすりと深く眠るには脳の温度が下がる必要があります。

実は、睡眠中に鼻呼吸をするのは、脳の温度を下げて睡眠を深くする役割があるからです。鼻の奥に血管が通っていて、鼻呼吸によってその血管に風が送られて血液の温度が下がります。その温度が下がった血液が脳を回ることで、脳の温度が下がる仕組みになっているのです。

花粉症など、鼻づまりによって深く眠れないという経験をすることがあります。これは、鼻づまりによる息苦しさが原因なのではなく、鼻呼吸によって脳の温度が下がらなかったことによるものだということが、研究で明らかになっています。

口で呼吸していると、口の中が乾燥します。私たちの身体は、乾燥すればするほど感染しやすくなります。

風邪をひいたときにのどを保湿することでもわかるように、ウィルスは湿気が苦手です。口呼吸で眠っていると毎晩の睡眠中5～7時間を感染リスクにさらしていることになるのです。

ここで、自分が口呼吸をしているかどうかを簡単にチェックする方法があります。口にテープを貼って眠るのです。傷口に当てたガーゼを止めるときに使う、肌についてもかぶれにくい粘着の弱いサージカルテープなどを、口に対して縦に貼って眠ります。

もし、朝目覚めたときにテープがはがれていたら、自分が眠っている間にはがしたということです。眠っている間にはがすということは、口呼吸をしているということです。

最近、ドラッグストアなどで「口テープ」が売られているのをご存じでしょうか？口にテープを貼って眠ることで、睡眠中の鼻呼吸を誘導するためのグッズです。これらを活用して、口呼吸から鼻呼吸に変えることもよいと思います。

根本的には、眠っていても、鼻呼吸をするために必要な管がふさがれないようにすることが必要です。それには、舌の筋力トレーニングも有効です。

口を閉じたときの舌の位置を確認してみましょう。舌が正しい位置ならば、口を閉じたときに舌先が上の歯の裏側に位置するはずです。舌先が下の歯や上あごについていたら睡眠中に口呼吸をしている可能性が高いです。舌の位置を戻すには、まず脳に正しい位置をイメージさせてみましょう。

脳内にあるイメージが舌先を下の歯につけていたら、いくら気をつけてもまた同じ位置に舌を置いてしまいます。舌先は上の歯の裏に置かれているはず、と、しっかりイメージをつくりましょう。気づいたら舌先の位置を戻すことを意識的にやってみましょう。

■ ③朝の立ちくらみ、気持ち悪さ

私たち人間は、普段重力に逆らって体を起こしています。当たり前のことすぎて意識することはありませんが、これが、朝起きて体を起こすときにふらつきや立ちくらみが起こる原因になることがあります。

朝起きる、ということは、横になった体を縦にするということです。体の中は約70パーセントくらいが水分である、という話を聞いたことがあると思います。横になって、その水分が体全体に水平になっているところから体を縦にすると、重力によって水分は足元の方に下がります。そして下半身の静脈が拡張して、約500ミリリットルの水分、つまり血液が溜まるのです。

血液が足元に溜まると、各内臓に血流が回らなくなってしまい、内臓活動に必要な栄養が行き届かなくなってしまいます。立ち上がってから15秒間で、心臓への血液量が20パーセント減少します。これを防いでいるのが、血圧です。水まきのホースを指でつぶすと水の勢いが強くなるように、血管が収縮すると中の血液が重力に逆らって勢いよく上昇します。

実はこの重力に逆らって血液を巡らせるのに、脳と体は、3時間前から準備をしています。血圧を高める役割を担うコルチゾールというステロイドホルモンの分泌が、私たちが起床する3時間前から徐々に高まり、起床するタイミングでピークになるのです。

このコルチゾールの準備が充分整っていないと、朝に体を起こしたときに脳に届けられる血流が足りなくなります。こうしたことが原因で、立ちくらみが起こります。

「私は低血圧だから朝が弱い」という言葉をよく耳にしますが、実際にその方の血圧がずっと低いかというとそうでもないことが多いのです。それよりも、朝に向かって交感神経活動が高まり、コルチゾールを使って起床準備をすることがうまくいっていないのです。

立ちくらみが起こっても、ゆっくり立ち上がればすぐに改善します。それは、脳は他のすべての内臓より最優先で血流が確保されるからです。

脳に優先的に割り当てられた血流によって、立ちくらみが長く続くことはありませんが、これによって他の内臓の血流低下が起こります。すると、気持ち悪くなったり食欲が湧かず朝食がとれなくなります。

実はこのような立ちくらみの現象は、中学生ごろをピークに、8歳から20代前半までによく見られます。これは、性ホルモンの分泌がコルチゾールの働きを阻害する仕組みになっているからです。思春期に性ホルモンが急激に分泌されると、コルチゾールの働きが阻害されて朝起きられなくなる。このような症状を、起立性調節障害と呼びます。

朝なかなか起きられなかったり、学校の集会などで長く立っていると倒れてしまうことがあります。

起立性調節障害は、女性ホルモンであるエストロゲンや男性ホルモンであるアンドロゲンなどの性ホルモンの影響が大きいので、性機能の発達が著しい中学生に最も多く見られます。

さらに、女性ホルモン・エストロゲンには、ノルアドレナリンという脳を目覚めさせる物質を低下させる作用があるので、男性に比べて若い女性に、朝起きられず、気分が悪くなる調節障害が多く見られることになります。

ここで、解決策を考えるために、血管の調節機能に目を向けてみましょう。血管は、通常、体の外が寒いと収縮して血圧を上げ、外が暖かいと弛緩《しかん》して血圧を下げる反応を起こします。

しかし、現代のように、空調が常に機能して、部屋の温度が季節を通して一定になっている環境で過ごしていると、この反応があべこべになってしまい、寒いのに血管が弛緩して冷え性になったり、暖かいのに収縮して高血圧になってしまうことがあります。

そこで、改めて体に正しい反応を教え込むトレーニングが必要です。

朝でも夜でもよいので、入浴後に、ひざ下に冷《つめ》たい水をかけて、すかさずお風呂のお湯をかける。これを3回ほど繰り返してみましょう。

こうして血管に対して、刺激を受けたときにどのように反応するべきなのかを教え込みます。冷たい水が平気な方は、ひざ上でも大丈夫です。これは手軽ですし、実行してから朝起きられるようになったという方も多いので、ぜひ、試してみてください。

■④仕事中にねばねばした汗をかく

交感神経が過剰になっているときには、運動をしているわけでもないのに汗をかきます。しかもその汗はさらさらしたものではなく、ねばねば体に張り付くような汗です。汗を出すのを担う汗腺《かんせん》は、交感神経だけに支配を受けている、体の中でもかなり例外的な存在です。鳥肌を立たせる立毛筋《りつもうきん》も交感神経のみの支配を受けているので、体温調節をするための皮膚の機能は、交感神経活動でコントロールされています。

仕事で急に緊張したり、トラブルの対処で一気に集中するような場面では、交感神経の活動が活発になるので、汗をかいていても不思議ではありません。しかし、そのような場面ではなく、単に出勤の途中であったり、デスクに座って作業をしているだけで汗ばんでしまうときは、交感神経を急激に働かせすぎているサインです。

交感神経が過剰に働いているときには、たいてい、体の末端に余分な力が入っています。首や肩、腰を強く固定するように力が入っていたり、先述の食いしばりや、バッグの持ち手を強く握りしめていたりすることがあります。これは緊張のために起こる反応なのですが、常にこんな臨戦態勢になっている必要はないはずです。そして、体の末端に力が入っているときには、逆に中心部でしっかり体が固定されていません。

実は体の中心部には、エネルギーを効率よくつくるミトコンドリアが多く含まれる、褐色《かっしょく》脂肪組織があります。褐色脂肪組織については第6章で詳しくお話ししますが、たとえば冬眠する動物が冬眠から目覚めるときに体温を上昇させる役割を持っています。ぶるぶるふるえたり体を動かさなくても体温を高めることができるので、人間では赤ちゃんに多く、成人では背中に多く配置されています。

私たちの日常作業は、とにかく前かがみになって体の前の筋肉を使うことが多いです。人間の体は船のマストのように、1本の支柱を両側から引っ張っているような構造になっています。体の前側ばかり使っていると、褐色脂肪組織が熱を産生《さんせい》することが減ります。すると体はそれを補うように、糖分を燃やして瞬発的なエネルギーをつくろうとします。これが交感神経がやたらに働いてしまう原因です。

私たちはそのような体の反応に気づくことはなく、なぜかやたらに汗をかいているときに初めて異変に気づきます。

この交感神経の過剰な活動を防ぐためには、褐色脂肪組織がしっかり機能するように、背中を使うことを意識することが大切です。たとえば、仕事をする机として、スタンディングテーブルを採用する企業が増えてきています。立ち姿勢では、椅子に座る姿勢に比べてお腹側と背中側が均等に使われます。

立ち姿勢でいるときは、次のポイントを押さえておくと、立っているだけで低強度の運動ができます。

まず、両肩を耳に近づけて後ろに引き、ストンッと下ろします。次に肛門を絞めます。そのまま足の裏で体重がかかっているところを意識して、両かかとの内側に体重を乗せます。すると、顔は自然に前を向き、歯は食いしばっていないはずです。

この姿勢を横から見ると、耳の真下に肩がきています。腹筋と背筋が均等に使われている感じで、首や肩に余分な力は入りません。

信号待ちや電車を待っている間など、ちょっと立っている時間でもこの基本姿勢をつくることはできるので、ぜひやってみてください。

⑤夜になると、なぜか泣けてくる

「夜になると急に泣けてきて、結構自分は追い詰められているかもと思ってしまいます。でも涙が出ると不思議にその後はよく眠れる感じがします」。そんな相談を受けることも多いです。

夜ひとりになったときにさめざめと泣くなんて、「私って大丈夫？」と心配になるかもしれませんが、この「泣く」という現象は、脳が必要として引き起こしています。これも、自律神経の仕組みによるものです。

特にショックな出来事など泣く理由があったわけでもないのに、夜に泣いているときは、自律神経が、脳と体をもとの状態に戻そうとしている状態です。第2章で詳しくお話ししますが、ホメオスタシス(ホメオ：均一な／スタシス：状態)といって、私たちの脳や体の働きは、通常の状態を維持する働きが自然と備わっています。この働きによって、たとえば興奮しすぎたときには、それを強制的に鎮《しず》めようとするのですが、興奮する度合いが大きければ鎮めようとする度合いも大きくなります。

昼間に、仕事などで交感神経活動が活発になりすぎると、夜になってもそのまま交感神経活動が低下しません。これでは、眠る時間になっても目がパッチリ開いて、脳はギンギンに覚醒してしまいます。

これではまずいので、自律神経は、交感神経活動を抑制するために、逆の働きをする副交感神経を活発に働かせます。この作用によって泣きたくなるのです。

小さな子どもの様子を思い浮かべると、分かりやすいと思います。外出をしたり来客があると子どもの脳は、普段と違うことに興奮します。その興奮が冷めやらないまま夜を迎えると、今度はいきなり泣き叫んだり、わざわざ親が嫌がることをして注意されると大泣きすることがあります。

そんなとき親の立場では、「勘弁してくれよ」とげんなりしてしまいますが、案外子どもは大泣きした後はケロッとしてすんなり眠ります。これは自律神経の仕組みによって泣いたことで、子どもの脳がこれから眠れるように、急激に鎮められたからです。

これと同じことが、私たち成人にも起こっているのです。成人だと複雑な事情があるように考えてしまいますが、意外と単純に自律神経が働いているだけなのです。怒って興奮して文句を言っていたら涙が出てきたり、楽しくて気分が盛り上がっていたらトイレに行きたくなったり。

これらは、脳がもとに戻ろうとしている現象なので、変に理由を勘ぐって我慢せずに、自律神経をきちんと働かせてあげることが大切です。夜に泣けてきたら無理せず泣けば、睡眠中に交感神経が鎮まって、翌日の朝はまた気分が上がってきて集中できます。

■⑥トイレで排尿するとふらつく

排泄は体の働きの基盤となる重要な働きですが、仕事場面では「それどころではない」と軽視してしまいがちです。仕事が忙しくてトイレに行っている暇がないと、帰宅後にようやくトイレに行ったときに「スーッ」と意識が遠のいてふらついてしまう。そんなことがありませんか?

トイレでふらついてしまうのは、排尿の調節と心臓や呼吸調節が同時に働いてしまった結果です。トイレに行くのを我慢していると、膀胱《ぼうこう》内の圧力が高まり、それと同時に呼吸のコントロールによって息を止める無呼吸になります。そうすると、心臓の働きによって、より血流を届けるように反応した結果、血圧が高まります。

そして、この呼吸が止まった情報が、膀胱に送られて膀胱の働きが高まり、圧力が上がるという悪循環でどんどん血圧が高まります。

極端な例では、前立腺肥大で尿の排出ができない患者さんが、尿道にカテーテルを挿入されて排尿が促されると、突然排尿が解除されます。すると、決壊《けっかい》したダムのようにあまりにも急激に尿が排出されるので、高まっていた血圧が急激に低下します。

ひどいときには、この低血圧によって、失神(気絶)あるいは脳出血が起こることもあります。

同じような現象は、日ごろあまりカッとなったり怒らない人が急に怒ったときにも起こり得ます。

膀胱に溜まった尿を空にした際に、血圧が急激に下がり、排尿後失神が起こって突然意識を失ったりトレイの床に倒れてしまうことがあります。普段から怒りっぽい人は血圧のアップダウンが激しいのですが(これはこれでまずいですが)、血圧のアップダウンがあまりない人が急に経験すると、自律神経が派手に反応してしまうのです。

これを防ぐためには、特に尿意がなくても、昼間に1回はトイレに行くようにしてみましょう。

排尿にはリズムとノルマがあります。それが乱されると、自律神経は挽回しようと働いてしまい、不適切な場面で排尿欲求が高まったり、急激に排出されたりするのです。不適切なタイミングで排尿する分かりやすい例としては、夜間にトイレで起きてしまうことでしょう。排尿欲求を無視して、しっぺ返しを食らうのは結局は、自分なのです。

■⑦身体がかゆい

朝方やお風呂上がり、眠る前にお腹やひざの裏など、肌が敏感な部分がかゆくなることがありませんか?

もし、かゆみ止めの抗ヒスタミン剤を塗って対処していたら、ちょっとその前に考えておきたいことがあります。

実は、副交感神経活動が活発になりすぎると、体がかゆくなります。白血球に含まれるリンパ球は、副交感神経によってその働きが管理されているのですが、リンパ球が増えすぎると、ばい菌などの外敵をやっつける働きが過剰になり、体がかゆくなるのです。

体がかゆい、体の調子が悪いのかなと感じて、ゆっくり休んでみてもちっともかゆみがおさまらない。それどころか、余計にひどくなる。抗ヒスタミン剤を塗っても根本的にはかゆみがおさまらないので、日常的に塗ることになる。

これを自律神経の仕組みにいったん立ち返ってみると、休んでいることがかゆみの原因かも？　ということが分かるようになります。

休養をしようとゴロゴロ横になっていると、副交感神経の働きは活発になり、リンパ球の働きでますます体はかゆくなります。そこで、そうしたときは反対に交感神経をしっかり働かせてみましょう。

運動をすれば、交感神経の働きは簡単に活発になります。ランニングや自転車、屋外での運動に抵抗がある人は、簡単な筋トレやヨガ、ストレッチ体操を入念に行うのもよいでしょう。

運動をしたら、その日のお風呂上がりに体がかゆくなっているかをチェックしてみましょう。

「そういえばかゆくないかも」と、運動とかゆみの因果関係が実感できれば、かゆみが自分の自律神経の状態を知るサインとなり、そのサインをもとに運動してみれば、自律神経の働きを正しい方向に誘導してあげることができます。

⑧甘い物を食べすぎる

疲れたから甘い物を食べる。あなたはこれをエネルギー補給だと思っている。けど、なぜだか食べすぎてしまう。ということは私はエネルギー不足で疲れているのか？　もっとエネルギーをとるために甘い物を食べなければならないのか？

こんな考えに陥ると、疲れをとろうと間食をした結果、逆に疲れと増えすぎた体重だけが残ることになってしまいます。

「甘い物をエネルギー源にする」というのは、糖分を燃やして瞬発力をつくる「解糖系」を使っている場合の話です。解糖系は、交感神経を活発にするので、アップダウンが激しく脳にとっても体にとっても負担がかかります。

加えて、解糖系が使われるのは10代～20代が主で、40代を境目に糖分をとっても、それはエネルギー源にならなくなっていきます。

では、40代以降のエネルギー源は糖分じゃないなら何？　というと、筋肉に多く存在するミトコンドリアという小器官です。ミトコンドリアが酸素を使ってエネルギーをつくります。そのエネルギーからは、瞬発力は出せませんが代わりに持続力をつける作用があります。

40歳以降は、甘い物を食べるよりミトコンドリアを増やす方が、自律神経の働きに負担をかけずに済むので、疲れていると感じたときには、甘い物を食べ続けるのではなくミトコンドリアを増やすことを考えましょう。

ミトコンドリアは筋肉、特に体の中心部を支える赤っぽい筋肉に多く存在していま す。ミトコンドリアを増やす方法は、第7章で詳しくお話ししますが、最も簡単な方法は食事です。

ここでの食事とは、栄養摂取の話ではありません。注目すべきは、食事中の体の動き、噛む動作です。噛む動作を担うあごの筋肉には赤筋が多く配置されています。ということは、食事が赤筋を増やすエクササイズに使えるのです。

ところが、これまで食事中によく噛みなさいと言われても、なかなか継続しなかったのではないでしょうか。噛むことのように、自動化されている動作を意図的に変えるのはとても難しいことだからです。

そこで試してみていただきたいのが、食事中に箸を置くことです。食事をしているときに、あなたは箸を置くことができますか？　振り返ってみると、特にコンビニのお弁当などを食べているときには、一度も箸を置かずに食事を終えることもあると思います。

噛んでいるときに箸で別の食べ物を用意し、また口に運ぶ。このペースで噛む回数が減るのです。試しに箸を置いてみると、自然に噛む回数が増えます。今までなんでそんなに急いで食事していたんだろう？　と気づく人もいるかもしれません。

食事で日常的にミトコンドリアを増やしていけば、甘い物を食べて自律神経のアップダウンに負担をかけずに済みますし、ついでにダイエットも達成できそうです。

■⑨風邪をひきやすい

「私はもともと風邪をひきやすい」「季節の変わり目には必ず風邪をひく」と宣言するようにお話しされる人もよく見かけます。パソコン作業が中心のデスクワーカーに多いのですが、体を使う職業でないから健康的でないのか？　というより、もっと身近に些細な原因があります。

パソコン作業は、画面に集中して交感神経を高め続けます。このとき、私たちは自覚のない「ある行動」をしていて、それが風邪をひく原因になっているのです。

それは、「顔を触る」ことです。

私たちヒトは、独立した1個の生物のように感じていますが、実は無害な微生物が何兆個も集まってできています。この微生物が食べ物の消化を助け、免疫を調整し、病原菌を撃退するなどの働きをしてくれています。

風邪ウイルスがこの微生物の集合体の一員になろうとして入り込むと、当然自らを繁栄させようと増殖を試みます。こうして私たちは風邪をひくわけですが、私たちが無駄に風邪ウイルスを体内に届けてしまう行為があります。

それが顔を触って、手についた菌を目や鼻、口などの粘膜に届けてしまうことです。

実は、パソコン作業中の人は、5分に1~3回、顔を触るというデータがあります。これを1日に換算すると200~600回になります。ちょっととなりの人を観察してみてください。パソコンやスマホ作業をしながら、目や鼻を触っていませんか?

わざわざ病原菌を粘膜に届けてしまう。なぜ、無意識にこんな行為がされるのでしょうか？

実は、パソコン作業のように体の運動を伴わずに交感神経活動が高まると、脳を覚醒する物質であるヒスタミンが過剰に分泌されます。ヒスタミンは過剰に増えると体がかゆくなる物質です。このことは、抗ヒスタミン剤がかゆみ止めに使われることからも分かるでしょう。

脳が過剰に覚醒して顔まわりの敏感な場所がかゆくなり、そこを触る。そして粘液を通じてウイルスを届ける。結果、風邪をひく。

なんだか「風が吹けば桶屋が儲かる」といったような、回り回って意外な結果になるという話ですが、こんな側面からも、日常場面と自律神経の関わりが垣間見られるわけです。

この対策は、というとずばり睡眠の質を上げることです。第4章でお話しする質の良い睡眠がとれていて、しっかり脳が覚醒した状態でパソコン作業に向かえていれば、過剰に覚醒してヒスタミンが増えすぎることもありません。顔を触ることもなくなり、風邪ウイルスを届けることもありません。

仕事中に顔を触ったら、「ハッ」と交感神経の過剰な働きに気づいて、その晩の睡眠を強化してみましょう。

いかがでしたか？

私たちの日常の些細な場面と自律神経との関わりを見てきましたが、自律神経が生きる基盤を支えていること。そして、それを基準に生活環境やスケジュールを考えていく方が、脳と体のパフォーマンスは上がる、ということがなんとなくお分かりいただけたと思います。

これらのチェックポイントで自律神経の不具合はできるだけ早い段階で把握し、即対応をすることで、日々を充実させていきましょう。

基本編

第2章

自律神経を知るための3つの仕組み

＋自律神経――押さえるポイントは3つだけ

この章では、自律神経の基本的な仕組みを見ていきましょう。同じ体の仕組みでも、筋肉のように目で見て確認できれば分かりやすいのですが、自律神経の働きは、この場所がこの働きをしています、という単純なものではありません。自律神経によって、同じ内臓が違う働きをすることもあります。

そんな複雑な自律神経の仕組みをできるだけ単純にしてお話ししていきますが、多少ややこしい話も出てきます。ひとまず、やるべきことだけを知りたい人は読み飛ばして、次章の実践編から読んでいただいてもいいでしょう。

自律神経の働きを知るには、3つの仕組みを押さえると分かりやすいです。1つは、「交感神経と副交感神経の二重支配の仕組み」、2つめは「ホメオスタシス」、そして3つめは「フィードバックとフィードフォワード」です。

平日に勤務をしていて土日はお休みという生活ならば、金曜日の夜には仕事モードから休みモードに切り替わり、月曜日の朝にはまた仕事モードに切り替わる。このように、一週間のカレンダーどおりに自律神経も切り替わってくれるならばいいのですが、なかなかそうもいきません。

私の外来では、こんな相談がたびたび寄せられます。

「やっと休むことができたので思い切って旅行してきました。でも結局、些細なことでイライラしてしまって楽しめずに、かえって疲れてしまいました」

休もうとしたのに気が休まらない。楽しもうとしたのにイライラしてしまう。こんなことはありませんか？

自律神経の働きは、私たちの行動にしなやかに応じて最適な状態をつくってくれますが、逆に、画一的には働けません。その仕組みを知らずに、ただ休暇を与えられるだけでは、リフレッシュすることができないのです。同じように今から仕事ですと言われても、すぐに集中できるわけでもありません。

働き方改革では、残業を減らしたり時短勤務が促されることがありますが、残業が減るとストレスが減る、という結果が必ずしも得られるわけではありません。

この複雑な人間のメカニズムを理解するには、まず自律神経の仕組みを知ることが大切です。

頑張っていたら急にやる気を失ってしまったり、休んだら仕事に行きたくなくなってしまったというように、自分では抗えない事態になってから対処をするのではなく、頑張ることと休むことの概念を、自律神経からとらえ直すことが大切です。

＋交感神経と副交感神経の二重支配

自律神経という言葉自体は耳なじみがあると思いますが、ここで今一度整理をして理解を深めたいと思います。

自律神経は、生体が生きるための基本的な機能です。血液の循環、呼吸、体温維持、消化、代謝、排泄、生殖などを自律機能と呼びます。自律神経は、心臓をはじめとした内臓の筋肉(内臓も筋肉でできています)や分泌物を出す腺を支配していて、自律機能を調節し、体が一定の状態を保とうとする恒常性（ホメオスタシス）に重要な役割を果たしています。

この自律神経は、交感神経系と副交感神経系から構成されています。交感神経系は、胸から腰のあたりの脊髄《せきずい》より始まる神経でネットワークをつくっています。一方、副交感神経は、首のあたりの脳幹と骨盤の真ん中の仙髄《せんずい》から始まる神経でネットワークをつくっています。

これらの自律神経を管轄している司令部は、脳の視床下部という部位です。体の中でどんなことが起こっているか、という情報が視床下部に集められて、そこから各内臓や腺にどのように働くかの命令が出されています。

心臓や胃腸、肺など多くの内臓は、交感神経と副交感神経の二重支配を受けています。相反する命令が出されることでバランスがとられているのです。

たとえば、胃で食べ物を溶かす消化液の分泌は、交感神経によって抑制され、副交感神経によって促進されます。どちらか一方の神経活動だけでは、内臓が働きすぎたり働かなすぎたりするので、拮抗《きっこう》する命令によってバランスがとられる拮抗支配です。

＋交感神経＝「ストレス」ではない

自律神経の二重支配を非常に単純化して、交感神経は心拍を高めて、副交感神経は消化を高める。こんなふうに説明されると、交感神経の働きは体に悪そうで、副交感神経は良さそうというイメージが出来上がるかもしれません。

しかし、自律神経の働きはそこまで単純ではなく、もう少し高機能にできています。

１９１５年に、アメリカの生理学者のウォルター・キャノンによって、「全身の交感神経系は一致して興奮してあらゆる内臓器官に同じような効果をもたらす」と提唱されました。

これはストレスを受けたときの「闘争か逃走か」反応として、よく引用されます。恐怖や焦り、他のストレスや運動によって交感神経系は激しく働き、あらゆる器官に栄養を与えてその働きを活発にさせる。このような交感神経系の反応が、私たち自身の生体が命の危険にさらされた状況下で起こり、ここで闘うか、それとも逃げるかという究極の選択が体内で行われます。

心臓がドキドキ収縮して血液を送り出し、心拍数が増加する。このような反応は、私たちに本能的に備わったいわば原始的な反応です。この原始的な反応によって危険が回避できて、生命が維持されるということです。しかし、日常的に生命に危険が及ぶわけではない現代の生活では、この原始反応によってちぐはぐなことが起こります。

本来は生命維持のために巧みに体の機能を活用するはずが、ほんの些細な刺激で誘発されてしまい、日常生活に支障をきたすことがあります。これは「パニック発作」と呼ばれるもので、過呼吸や多汗など、これまで経験されたり、見聞きした人も多くいると思います。

このような流れで説明されると、「交感神経＝ストレス」というようなイメージを持つかもしれません。交感神経を高めることはストレスになるから、できるだけリラックスして副交感神経を高めよう、となるのですが、「交感神経＝ストレス」というわけではありません。

交感神経は、すべての内臓に同じように働くわけではありません。たとえば、腰のところの腰髄《ようずい》交感神経を刺激して活発に働かせると、血管が収縮して血圧が上がります。

これは交感神経らしい働きですが、下腸間膜《かちょうかんまく》にある交感神経を刺激すると、腸管の運動が活発になり消化液が分泌されます。これはなんだか反対の副交感神経っぽい働きです。

このように、交感神経の働きは意外に多様で、違った内臓には違った働き方をするのです。

「交感神経＝ストレス」のようなイメージが生まれるのは、実際の体の動きを伴わない精神的ストレスによって、この多様性が失われてしまった状態だけが注目されがちだからです。

＋ストレスをためないことより、睡眠不足を解消

精神的なストレスによって自律神経の働きが乱されることを、日常的に体験している人も多いと思います。「ハードに休まず働いていたらすごいストレスで自律神経失調症になった」というような話もよく聞くと思います。

そうなると「ストレスをためないようにしましょう」と言われるのですが、そんなこ

とが簡単にできたらそもそも苦労していないですし、ストレスという言葉を使われると、なんだかすべてがうやむやになってしまいます。

ストレスと自律神経の関係を、もう少し紐解《ひもと》いてみましょう。私たち人間にとって、他人との関わりはウイルスの交換に当たります。会話をすることで空気中にウイルスを飛ばし、それが呼吸によって体内に入ります。他人からもらうウイルスは、もともと自分の体内にはいなかったものなので、「異物」に対して反応が起こります。

まず、脳の視床下部という部位から副腎皮質《ふくじんひしつ》刺激ホルモン放出ホルモンが分泌されて、それを受けて下垂体《かすいたい》という部位から副腎皮質刺激ホルモンが分泌されます。すると、副腎からコルチゾールというステロイドホルモンが分泌されて、サイトカインというたんぱく質を介してウイルスをやっつけます。

ややこしいですが、これがいわゆる免疫システムのおおまかな働きです。コルチゾールは、交感神経の働きを高めて、交感神経の多様な活動によって体の働きは調整されるので、私たちは他人とウイルスの交換をしても平気でいられます。

一方、精神的ストレスとは、実際にウイルスの侵入がないのにこの免疫システムが働いた状態を指します。同じような過程でコルチゾールが分泌されて交感神経が高まるのですが、交感神経を高めるべき変化は体に起こっていないので、これでバランスを失います。

この精神的ストレスの状態と、まったく同じ反応がつくられることがあります。それは、睡眠不足です。睡眠不足の状態では、コルゾールの分泌が不必要に増えて交感神経活動が高まります。通常、夜間は睡眠によって交感神経の活動が低下するはずなのに低下せず、昼間も夜も交感神経が高い状態がつくられるのです。

よく「ストレスで眠れない」と言われることがありますが、脳にとってはまったく逆です。健康でストレス環境にない人の睡眠時間を削《けず》るとどうなるのかを調べた実験では、何もストレスになる要因がないにもかかわらず、コルチゾールの分泌が増えて交感神経活動が高まり、本人はイライラしたり、他人の言動に敏感に反応するようになりました。「ストレスで眠れない」のではなく「眠っていないから、なんでもない環境がストレス環境になる」ということなのです。

自律神経の働きをサポートするために、それを邪魔するストレスをためないようにする、ということは難しそうですが、睡眠を変えることならば、ひとりでもできますし、どんな人でもできます。

本書の後半では、睡眠を軸に、働き方や運動、食事を変えていく具体的な方法をお話しします。

＋人間を扱ううえで重要な『ホメオスタシス』

自律神経の二重支配は、乗馬をしているときの手綱《たづな》や車のアクセルとブレーキにたとえられます。仕事などの社会的な場面に合わせて、アクセルとブレーキの命令が適切に出されていれば、私たちは常に体調が良く、どんなことに対してもやる気を持ってしっかり力を発揮することができるはずです。

ところが社会生活は、アクセルとブレーキが交互に踏まれるほど単純ではありません。仕事に集中してアクセルを踏んでいるのに、さらに不測の事態で仕事が発生してもっとアクセルを踏まなければならなかったりします。逆にブレーキを踏んで休んでいるところで突然呼び出されて、急にアクセルを踏み込まなければならないこともあります。

場面に合わせてアクセルとブレーキを使い分けているだけでは、体の調整は間に合いません。

これに対して自律神経に備わっている仕組みが、ホメオスタシスです。アクセルを踏み続けると、自動的、強制的にブレーキがかかるようにできています。第1章でお話しした体のチェックポイントは、このホメオスタシスの働きによって起きていることです。自動的、強制的なので、私たちはそれを知識として知っていないと気づくことができません。

ホメオスタシスの仕組みは、アクセルを止めるための急ブレーキとして安全装置のようなものと思うかもしれませんが、反対の場合にも働きます。ブレーキを踏み続けていると、強制的にアクセルが踏まれるのです。

何もしてはいけない状況で、やることを奪われてただひたすら休息をしていると、だんだん動きたくてうずうずしてきます。そんなふうに、じっとしているのが耐えられなくなるのも、このホメオスタシスの働きです。

ホメオスタシスによって、私たち人間は、前を向いて進んでいく、成長し続けるようにつくられているとも言えます。

＋周りに振り回されずに自分の道を歩む仕組み

ホメオスタシスは、私たちが前に進み続けることを助けてくれています。この仕組みは、周りに振り回されずに脳と体が自分自身の進むべき道を示す仕組みです。

たとえば、仕事で無理な要求をされていてそれに振り回されていると、あるときいつもと同じように無理な要求をされたことをきっかけに、突然パタッとやる気がなくなり放心状態になってしまうことがあります。

仕事を続ける立場からこの様子を見ると、無理をして脳と体に負担をかけてきたから耐えられなくなったのだ、限界がきていたのだ、という見方になります。

しかし、これを脳と体側の立場から見直すと、望んでいない行動をとったり、周りの人の理不尽な命令や意見に従って動くことを続けさせないために「意思を持って」ストライキをしたような感じです。

「それが社会というものだ」とか、どれだけ崇高《すうこう》な考えや社会的な常識を押し付けられても、人間としての基盤を支える自律神経の働きを無視し続ければ、自律神経は、「そんなには周りの人の好きにさせたくない」「主導権を取り戻す」と、明確なメッセージを出すのです。

無理をして働き続けて体を壊したから仕事を休んでいる。私たちはこの状況をとかくネガティブな状態だと思いがちですが、社会や会社、他人の手から自分を奪い返したというポジティブな現象でもあります。

興奮しすぎても休みすぎても、その度合いを越すと強制的にもとに戻ろうとする。これが自律神経の仕組みです。これに逆らうことなく、あえてこの仕組みにのっとって毎日の生活を送っていくことで、私たちは自律神経と協業関係を結ぶことができます。

あなたが協力すべきは他人ではなく、あなたに備わった自律神経です。

＋中途半端な休息が一番良くない

過度に傾けばもとに戻る。この仕組みをうまく扱うには、中途半端が一番よくありません。たとえば、緊張が強《し》いられる仕事を抱えているとき、休日に家でゆっくり過ごしＳＮＳやゲームをする。

これは、交感神経を鎮めるために休んでいるのにスマホで交感神経を刺激する、というなんとも中途半端な方法です。これでは、ホメオスタシスの恩恵を受けることはできません。交感神経を鎮めるには、もっと派手に交感神経を刺激することです。

それには、画面を見る、というようなヴァーチャルな活動ではなく、体の動きを伴う実作業である必要があります。汗をかくほどの運動をすると、上がりすぎた交感神経を鎮めようと、強制的に交感神経の活動が抑制されます。これで体が休まります。

疲れているときほど、外に出て活動してしまった方がかえって休まった、という経験があなたにもきっとあるはずです。

逆に、やる気が起こらないときに、ＳＮＳで他人の「私やってます」アピールを見続けることも中途半端です。

副交感神経が働きすぎてやる気が起こらないときは、デジタルデトックス（情報断食）をしましょう。スマホやＰＣ、テレビや音楽プレーヤーなどを部屋から排除して何もしない。座ったり寝転んだり自分の姿勢を決めたらそのままひたすらぼーっとします。

とにかく何もしないでいると、次第に何もしないことが耐えられなくなってきます。強制的に副交感神経の活動が抑制されるのです。

精神科の治療には森田療法という方法があります。物事に強迫的にこだわってしまったり、不安にさいなまれる患者さんに最初に行ってもらうのは絶対臥褥《ぜったいがじょく》という治療で、横になって何もしない時間をつくることです。

こうすることで、中途半端な自律神経の働きを活発にして、ホメオスタシスの働きを利用してまた動き出す力を生み出す方法です。

このように見ていくと、自律神経と協業するには、はっきりとした態度が必要です。はっきりと自分の生活をコントロールするには、自分を客観的に見る力が役立ちます。だるいから休む、気分が乗っているからやる。これは主観的に行動しているだけで、トラブルが起こってからでしか自分の状態に気づきません。

次の日に力を出すためにデジタルデトックスをする。少ない時間でしっかり休息するために、あえて筋トレをするなど、自分のことを他人事のように扱う姿勢が役立ちます。

＋フィードバックとフィードフォワードの仕組み

自律神経は、何をもって調整されているのでしょうか。まずは、体の外からの情報を脳に伝えることが必要です。各感覚の受容器や脳に向かう神経がこれを担っています。私たちが受け取った情報や自ら動いたことで得た情報が脳に伝えられることをフィードバックと呼びます。このフィードバックの仕組みによって、私たちは日々成長していきます。

たとえば、休日に公園に行ったら鉄棒があって、なつかしさから久々にやってみようとぶら下がります。ところが、意外に手が滑ってしまい鉄棒がつかめません。「あれ？結構、難しいんだな」と思って、「よし！」と気合いを入れて鉄棒をつかむと、今度はしっかりつかむことができます。

最初に鉄棒をつかんだときには何も準備がなされていなかったので、滑り止めの機能として手に発汗していませんでした。その結果、鉄棒をつかめずに滑ってしまった。その失敗した情報が脳にフィードバックされたことによって、今度は「よし！」と言った時点で手のひらに汗をかき、しっかりと滑り止めをします。これでつかむことができました。

このように、行動の結果が脳にフィードバックされることで、自律神経は、その行動を達成するために最適な体をつくります。フィードバックは、私たちが成長していく仕組みだといえます。

もっと基本的な働きとしては、私たちが変わらずに生き続けることができるのも、このフィードバックのおかげです。

たとえば、血圧の調節では、まず現在の血圧レベルが動脈の圧受容器から送られた情報で検出されて、体の内部であらかじめ設定された血圧のセットポイントと比較されます。それをもとにして、心臓や血管、他の内臓への出力を適切に調節しているのです。

血圧が上がると、反射的に心臓への交感神経系の働きが減少し、副交感神経系の働きを増加させます。これで血圧が下がってもとの状態に戻ります。変わらずに生きていられるのは、こうしたフィードバックによる調整が常に働いているからなのです。

フィードバックによって私たちは最適な状態に戻されるのですが、これでは常に後手を踏んでしまうことになります。

先ほどの鉄棒のように、一度失敗してからしか最適な状態がつくられないのでは、いつも最初に失敗しなければなりません。これでは失敗することが常に前提条件になってしまいます。

これを解決する仕組みが、フィードフォワードです。

＋アスリートはピストルより前に心拍数が上がる

アスリートの心拍数を測ると、このフィードフォワードの仕組みがよく観察できます。陸上や水泳など、瞬発的な力を出すときには、全身の筋肉に血液を巡らせるために心臓の拍動を速くしなければなりません。

先ほどのフィードバックでは、よーいスタートのピストルが鳴って走り出したところで、「あれ？　もう少し血流を届けなければスピードが上がらない！」という情報が届けられてから心拍数を上げていくことになります。これでは間に合いません。

では、アスリートの心拍数はどうなっているか、というと、スタート地点に立っているときからすでに心拍数が上がり、ピストルが鳴る直前に急激に高まります。これによって、スタート時には最大の力が出せる準備が整うのです。

自律神経は、フィードバックで今を維持するだけではなく、未来に必要とされる体を予測して準備します。これがフィードフォワードです。

運動を始める前に、つまり代謝が亢進《こうしん》する前に交感神経の働きは高まります。この予測反応によって、運動を始める前から血液中の二酸化炭素のレベルが実際に低下するほど肺の換気は増えています。

自律神経は、私たちが何かをしようと思ったら、それに必要な体を前もってつくり、準備万端な状態で開始できるようにしてくれているのです。

このフィードフォワードは、生物として生き残るためにもとても理にかなった仕組みです。外敵に襲われる危険にさらされたときに、より速《すみ》やかに対応できるように、体の内部では準備が整えられているのです。

＋自律神経はコントロールできる？　できない？

二重支配、ホメオスタシス、フィードバックとフィードフォワード。これら3つの自律神経の働きは、自動的なものなので、自分ではコントロールできません。私たちにできることは、この自律神経の働きを邪魔せず、誘導したり働きやすいようにしてあげることです。

そんな自律神経の働きの中でも、コントロールできるものがあります。内臓の働きをコントロールすることはできませんが、不安や気分はある程度コントロールできます。

自律神経の最高中枢と考えられているのは、脳の視床下部という部位です。その中でも室傍核《しつぼうかく》は、自律神経系の情報をうまく協調させるのに最も重要な脳部位です。視床下部は、一方的に命令を出す司令部というよりコンダクターのイメージ。体の必要に応じてホルモン分泌などを担う下垂体を介するルートとともに自律神経系を統合し、その結果として協調された反応を体に発現させます。

視床下部は、私たちの行動や思考の中枢である前頭葉《ぜんとうよう》と、呼吸や姿勢など生きるために必要な機能を担う脳幹《のうかん》とが、相互に連絡し合う中継の仕事をしています。人間的な活動と本能的な活動の中継役をしているわけです。

自分でコントロールできるのは、視床下部が中継を担うルートで反応する情動、気分、不安、ストレスや恐怖です。これらに対して、ある程度、自律神経の働き方を変えることができます。

たとえば、あなたの目の前に好きな人が通りかかったとします。それを目にした情報が大脳から直接脳幹に送られて、心臓はドキドキ、呼吸は浅く速くなり、口の中はカラカラに。顔面の血流が上がるので顔が赤くなる。これが自律神経の自動的な働きで、自分ではコントロールすることができません。

しかし、トレーニングをすると、この反応を少なくすることができます。心拍の速さを画像化してそれを見ながら「自分は今、心拍が速い」ということに気づき、それを追いかけるように観察していきます。

「速い速い」「ゆっくりゆっくり」という感じで、ありのままの心拍の動きを観察していくと、自然に心拍はゆっくり落ち着いていきます。これはバイオフィードバック療法として、古くから用いられています。

自律神経の働きは、それを無理にコントロールしようとするより、自律神経の働きを追いかけるように観察していくことで、無駄な反応を少なくすることができるのです。

プレゼンテーションを前に緊張しているときに、自分の呼吸の速さを観察します。無理にコントロールしたり、深呼吸してリラックスさせようとせずに、肺が「膨《ふく》らんで」「しぼんで」とただ体の反応を追いかけていきます。こうすると、体の力は抜けて、呼吸が安定します。緊張していた気分もラクになります。

自律神経にうまく働いてもらうには、その働きに気づくことが大切です。頭で考えて暴走したり勝手に落ち込むのではなく、体と一体になる感じです。

こう言うと、「自分の体なんだからもともと一体なのでは?」と変に思う人もいるかもしれません。

しかし、私たち人間は、大脳が大きすぎて思考を優位に使うことがあるので、自律神経の働き、つまり体の変化を無視して、頭だけで考えようとする傾向があります。そんなときは、たいてい良い結果が得られません。空回りしたり、やる気が出なくなるのは、体と頭が一体になっていないのです。

これらの自律神経の3つの仕組みを知ることは、自律神経を観察する手掛かりになります。しっかり働いてくれていることを観察し、その働きを追いかけるように行動していけば、しっかり協業関係が結ばれて良い結果が得られるはずです。

実践編

第3章

「仕事の配分」で自律神経を整える

＋仕事で疲れを感じるときのタイミング

あなたが仕事で疲れを感じるとき、そのタイミングは2回あります。1回は、「仕事から休みに入るタイミング」。もう1回は、「休みから仕事に戻るタイミング」です。

この2回は、あなたが自分の自律神経を扱う上で、注意すべきタイミングを示しています。

働く人たちの自律神経の働きを計測する「きりつ名人」（クロスウェル社）という機械があります。手と足にクリップをつけて、座った状態から立ち上がり、立った状態から座ることを5分間で行って、その自律神経の変化を調べるのです。

通常は、座っているときは交感神経は抑制されていて、立ち上がったときに活発になります。そのまま立ち続けていれば交感神経は抑制されて副交感神経が活発になっていき、また座っても状態は変わらないはずです。

それが、ただ座っているだけで交感神経が高まっていたり、立ち上がると極端に交感神経が働きそのまま活動が低下しない。または、立ち上がったのに交感神経活動が高まらずに副交感神経が活動したままという人が存在します。こうしたちぐはぐな反応を検出することで、その人の自律神経の状態と、それに対する対策が見えてきます。

そこから得られるタイプは、大きく2つに分けられます。1つめは交感神経が上がりすぎる、休みモードに入りにくいタイプ。

一方は、立ち上がるなどの運動が行われたのに交感神経が上がらずに副交感神経が上がっている、仕事モードに入りにくいタイプです。

この2つのタイプの人たちが抱える、自律神経のちぐはぐさとその対策をみていきましょう。あなたは、自分がどちらのタイプで疲れを感じるタイプなのかを、振り返ってみてください。

■ ①仕事から休みに入るタイミングで疲れるタイプ

仕事からようやく解放されたはずなのに、頭の中から仕事のことが離れない。楽しいことをしているはずなのに、頭の中では仕事のことを考えてしまう。

このように、休みを与えられたのに、仕事モードから切り替わらないということはありませんか?

これは交感神経が活発になりやすく、副交感神経が抑制されやすいタイプ。そして、いったん活発になった交感神経の活動が低下せず、副交感神経の働きが活発になりにくい、ということです。

たとえば、知らない人に会ったり、知らないところに行くだけですごく緊張してしまったり、特別なイベントがあるとテンションが上がって、いつもの自分とは違う振る舞いをしてしまう。このように精神的な緊張や気分の高揚で交感神経が過剰に活発になってしまうのです。

また、普段あまり運動習慣がないのに、登山や長時間のウォーキングなど、急に激しく運動をすると夜まで高ぶってしまって眠れない、ということもあります。

このタイプの人には、残業を減らしたり、早く帰宅を促す「働き方改革」の取り組みがあまり役に立ちません。

残業ゼロ、早く帰宅するという取り組みに対して、「残業しないという課題」「早く帰宅するという課題」が新たに与えられた、という感覚を持ってしまい、「これ以上どうしろっていうの?」とさらに追い込まれてしまいます。
取り組むべきことは、単なる労働時間の短縮ではなく、交感神経を過剰に働かせないタスク配分です。

シングルタスクをつくる

交感神経が過剰に働くタイプの人は、「私は気分が乗ればいくらでも集中することができる」と、没頭する力や過度な集中力を自分の能力だと思っている人が多いようです。受験勉強など、これまでの人生で乗り切ってこられた方法をその先も使い続けてしまいます。徹夜をして没頭しても、翌日死んだように眠ればすぐ回復する。そんな「成功体験」をもとに、無自覚に交感神経を過剰に働かせる行動をとってしまいます。しかし、これは、自律神経のホメオスタシスの力が充実している若い頃だけに通用する方法。

ホメオスタシスの力は、年齢とともに下がっていくので、長く活躍していくためには、ホメオスタシスの働きと協業していく姿勢が必要です。

過度に交感神経を働かせると何が悪いのか。それは、急ブレーキがかかったときにパタッとやる気がなくなってしまうことです。

第2章では、休職することは社会的には困ることでも、人間として自分の生き方を知るよい機会でもあるとお話ししました。ただ、何度も繰り返す必要はありません。自律神経が学習していくのとともに、私たちも自分自身の取り扱い方を学習していかなければ、良い結果は得られません。

そこでまず、1日の生活の中で「それしかしない」シングルタスクをつくってみましょう。

なんだそんなこと？　と思うかもしれませんが、振り返ってみてください。食事中にテレビがついている。入浴中にスマホを見ている。資料をつくりながらメールチェックを繰り返す。コンビニでほんの1、2分レジを待っている間にゲームをする。

1つの作業だけで済む場面で、わざわざ2つ以上の作業を割り込ませるマルチタスクな場面をつくっていませんか？

脳は、もともとマルチタスクができない仕組みです。私たちがマルチタスクをしていると感じるときは、脳は、注意を切り替える高度な技術を使っています。これは転導《てんどう》注意といいます。転導注意は、よくスポットライトにたとえられます。

接客業の場面では、「お客さんに注意を向けて」、「ホールの席の空き具合に注意を向けて」、「お客さんを誘導して」、「水とメニューが置いてあるカウンターに目を向けて」。こんな感じで、1つのことに注意を向けたら、次のことに注意を向けるために今注意していたことをマスキングします。

パチッとスポットライトを消して、次のところに向けてパチッと照らす。このように注意を移し替えているので、その瞬間には1つのことにしか注意はしていません。つまりシングルタスクです。

脳が同時に注意を払えるのは、できたとして2つまでです。複数のことを同時に進めているように思えても、注意を移し替えているだけなのです。

「場所」か「時間」を区切る

スポットライトのように注意を切り替えるのは、脳にとってすごくエネルギーを要する作業です。先ほどの例の接客業のように、エネルギーは必要な場面で使えるように温存しておくべきで、どうでもよい場面では、極力無駄にエネルギーを消費しないようにしなければなりません。

日常的にマルチタスクをつくってしまう人は、「効率良くしよう」と思っているはずです。その結果、何が得られていますか？　休日でも仕事のことを考えたり、仕事中でもゲームやＳＮＳのことを考えたりしていませんか？　自律神経と協業するうえで、効率の良さとは作業の詰め込みではありません。それは完全に自律神経を無視した方法で、その方法をとり続けて得られるものは「疲労」だけです。

シングルタスクをつくるには、場所か時間を区切ってみましょう。

まずは場所です。先ほどのフィードフォワードによって、私たちの脳は、ある場所でやった行為を場所とセットで記憶します。デスクでコーヒーを飲むと、「そこはコーヒーを飲む場所」と記憶します。すると、朝デスクに座ると「さて、コーヒーでも飲みながらメールチェックするか」と、発想するようになります。

これは脳に誤った記憶をつくってしまったということです。デスクはコーヒーを飲む場所ではありません。デスクという場所と、そこで行うべき行為をセットで記憶させるために、その他の行為はデスクで行わないようにしましょう。

作業中にコーヒーを飲みたくなったら席を立ち、別の場所で飲むようにします。そうすれば良いアイデアが生まれて、またデスクに戻ったときにすぐに仕事が進みます。気分を変えるためにスマホでＳＮＳを見るときも席を立ちましょう。

とにかく脳は、その場所で行ったことをそのまま記憶するので、脳に正しい記憶をつくろう、何をする場所なのかを分かりやすくしてあげよう、と考えましょう。線引きをしていけば、はかどらなかった仕事もあっさり終わります。脳はそういう器官なのです。


時間を区切ることもシングルタスクづくりに役立ちます。シングルタスクを邪魔する行為の代表は、不断のメールチェックです。

「メールがきているかもしれないから」とメールボックスを見てメールがきていたら返信する。即リプライをすることが仕事の速さであり、仕事ができる自分をアピールするかのようにリプライする。これを繰り返していたら目の前の作業はちっとも進みません。受信したメールにより「予想外の事態」が降りかかると、大した内容ではなくてもその都度交感神経活動が活発になるので疲労し、「仕事した感」だけが残ります。「今日は忙しかった」と感じるのですが、忙しくしたのは自分です。

そのメールは、１日に２回だけ閲覧《えつらん》すればトラブルなく対処できたはず。それ以外の時間で目の前の仕事はとっくに終えられたはずです。メールを見る時間を区切ることで、それ以外の時間の作業をシングルタスクにする。こうすることで、「仕事した感」の幻想ではなく、実際に仕事が片付きます。

ながら作業やついで作業で効率を上げようとする時代は、とっくに終わっています。情報化社会では、逆にシングルタスクをつくる技術が必要なのです。

■休みから仕事に戻るタイミングで疲れるタイプ

企業で産業事故のデータを見ていると、休み明け月曜日の午前中に、事故報告や事故につながりそうな、ちょっとしたミスの報告の件数が多いことがあります。休みによってリフレッシュしたはずが、仕事に戻ったときにちょっとしたミスをしてしまう。そんなことがありませんか?

これは、副交感神経が活発になりやすく交感神経が活発になりにくいタイプ。そして、いったん副交感神経が活発になるとそれが抑制されにくい、ということです。

たとえば、休み明けの午前中はぼーっとして仕事に身が入らない。やる気を出そうと思ってビジネスセミナーに行くと眠ってしまう。勉強しようとデスクの上にたくさん資料を積み上げて開いたらもう眠くなってしまう。

リラックスするはずの副交感神経が働きすぎても、脳と体は疲れてしまいます。このタイプの人は、「いつも疲れている」「いつもしんどい」と感じているので、できるだけ体もうと体を横たえたり、外出を控えたりするのですが、そうすることで余計にだるくなったり眠くなってしまいます。

「私はだらけてしまう性格なので」「また休んでしまったと罪悪感があって」

こんなふうに、自分の性格と結びつけて完結させるセリフもよく耳にします。これもまた自律神経の働きを無視した状態です。

元気がない＝性格がだらけている、と、いきなり性格や心理的なところに結びつけてしまうと解決の糸口はなくなってしまいます。体の働きに目を向けて、やはりここでも自律神経と協業していく姿勢を持ってみましょう。

「罪悪感」から、だらだらと繰り返す脳の仕組み

自律神経の仕組みで自然にやる気を出す前に、それを邪魔する悪循環を断ち切っておきましょう。その悪循環のもとは「罪悪感」です。

たとえば、仕事が忙しくて家事をせずにいて、それが忙しいせいだと思っていたけど、いざ仕事が休みになっても結局は家事ができなかった。そんなときに「また、だらだらしてしまった」と罪悪感を抱きます。

脳は、罪悪感を抱いているときに前頭葉の一部が働き、次の行動の価値を高く見積もります。「次こそはできる」。そんな現実的ではない期待感がつくられます。

この期待感の正体は、ドーパミンという神経伝達物質です。ドーパミンは、期待感をつくる役割をしていますが、満足感をつくることは決してできません。

罪悪感によって、自分の意思や性格とは関係なくドーパミンという物質の作用で「次はできる」と期待感が高められる。ところが、それを達成するための具体的な解決策を立てることは何もしていないので、結果は同じです。「またできなかった」と感じると、脳は「次こそは」というドーパミンを増やす。こうして悪循環がつくられていきます。

これは性格でもなんでもなく、ただの脳の望ましくない反応です。ですから「私のせいだ」という考えをまず捨ててみましょう。ドーパミンが過剰に分泌されるときは、事実情報が不足しているときです。「できなかった」とはいっても、その中でも何かはできているはず。

片付けができなくても、新たに散らかさずに今日のゴミは片づけた。溜まった家事はできなかったけど、中途半端にソファで眠らずにベッドで眠れた。という感じで、現実の情報をしっかり脳に残しましょう。

罪悪感の源は、情報不足によって高まりすぎた理想像です。脳という器官は、ちゃんと現実の情報を伝えてあげれば、そのフィードバックをもとに次の行動を計画できます。

脳や自律神経を無視して性格のせいにするのは、これからはやめてみましょう。

「○○する」といい切る

やるべきことがあるのに交感神経の働きが活発にならないときは、フィードフォワードによる準備状態が整っていません。

今から何をするのかが分からなければ、それに必要な体をつくることができない。体がつくられていないので、その作業に臨むのが億劫《おっくう》になり先に延ばす。こうした連鎖を断ち切るために、自律神経のフィードフォワードをうまく活用しましょう。

体に準備状態ができていないときに、私たちは共通する言葉を使っています。それは

「また○○していない」「○○しなきゃ」という言葉です。

アスリートの例を思い浮かべてみましょう。スタートラインに立ちます。これから走るというときに「速く走らなきゃ」などと考えているランナーは、いかにも遅そうだと思いませんか？　なぜそう思うのでしょうか。それは次の行動が何なのかがはっきりしないからです。「走らなきゃ（いけないいけど何？　走るの？　走らないの？）」

これが自律神経の言い分です。走るなら走る、走らないなら走らない、と、はっきりしてもらわないと、それにふさわしい体を準備することはできません。

再び家事の場面をイメージしてください。「あー、またお皿洗ってない。洗わなきゃ」こんなセリフを言ったら、自律神経に準備をするなと言っているようなものです。お皿が片付かないのは、あなたの性格のせいではなく、あなたが発した言葉（命令）に原因があります。

性格を変えるのは難しいですが、言葉を変えるだけならすぐにできます。

そこで、「○○する」と言い切ってみましょう。これは実際に試していただければすぐに分かります。

お皿が置かれたシンクを前にして、「お皿を洗う」と言うだけです。とにかく言い切ること。言い切ってみると不思議と体は自然に動きます。

あなたがはっきりと指示を出したことで、自律神経は、皿洗いのために必要な体の動きを準備します。心拍が高まり、皮膚の表面が汗ばみ、呼吸が速くなって充分な酸素が取り込まれれば、あなたの体は動きます。

これは、どんなことにも通用します。

「あぁ資料つくるんだった」→「資料をつくる」

「電話しなきゃ」→「電話する」

「また返事をしてない」→「返事をする」

あなたが行うのはただこれだけです。気合いを入れたり自分をおとしめることは必要ありません。準備をするのはあなたではなく、あなたの自律神経です。

自律神経が気持ちよく働けるように命令する。この役割に徹してみましょう。

脳がやる気になるハーフタスクをつくる

あなたのやる気が、どんどん湧くためのタスク設定があります。それは「半分は結果が分かり切っているけど、もう半分はやってみなければわからない」課題です。これをハーフタスクと呼んでいます。

脳は、簡単すぎても難しすぎてもやる気がなくなる器官です。毎日が単調で家と職場の往復を繰り返しているだけだと退屈してやる気がなくなってしまいます。

反対に、転勤で住居が変わり、経験のない仕事を任されて、分からないことばかりだとストレスを感じてこれもやる気がなくなります。

そんなときに無理に脳を奮い立たせるのではなく、脳をやる気にさせるハーフタスクをつくってみましょう。

あなたがタスク設定に使える要素は、場所、人、時間、仕事内容、洋服、食べ物、持ち物などです。

たとえば、初めての相手と新しい仕事の打ち合わせをするファーストコンタクトのときに、気合いを入れて名刺入れやバッグを新調して、勝負ネクタイをつけて朝から栄養のあるメニューを食べる。こんな状況をつくられると、脳にとっては先が読めないことばかりになります。

人や仕事内容もそうですが、身に着ける物や食べ物も自律神経にフィードバックされるので、これまでと違う情報によって、自律神経はその働き方を変えなければならなくなります。すると、新しい状況が多すぎて交感神経が過剰に高まり、あたふたと落ち着かず、空回りしてしまいます。

新しいことにチャレンジするときには、できるだけ日常はいつも通りにして変化を少なくしましょう。新しい人と会うときにはいつもの場所で、新しい仕事をするときにはいつも通りの持ち物で臨む。こうしてタスクを足し算引き算して、ハーフタスクをつくればよいのです。

反対に、いつもと同じ仕事ばかりで退屈なときに、新しいバッグやノートをおろしてみたり、マンネリ化した会議を別の場所で行ってみたりと、予測できない状況を足してあげると、脳はひとりでにやる気になります。

ハーフタスクを基準に日常生活を組み立ててみると、無駄に焦ったり落ち込むことを防ぐことができるようになります。そして、リラックスして適度な緊張感で、課題に臨むことができます。

実践編

第4章

「睡眠」で自律神経を整える

＋眠っているときにも働く自律神経

自律神経は、私たちの睡眠をつくるために重要な働きをしています。そして、睡眠は、私たちの自律神経がうまく働いているかどうかを確かめるのに最も分かりやすい現象です。睡眠を見れば自律神経が見えてきて、睡眠を整えると自律神経が整います。

睡眠は、毎日誰でも行うことですし、これを活用しない手はありません。自律神経が働きやすいように睡眠のとり方を変えていけば、自然に睡眠の質が上がり、結果的に私たち自身が自律神経と協業しやすくなります。

睡眠と自律神経の働きが観察しやすい現象としては、体温の放熱があります。ぐっすりと深く眠るには、のちほどお話しする深部体温が眠り始めに急激に下がることが必要です。交感神経の働きにより、深い睡眠に入るように汗腺の働きを高めて汗をかき、内臓の温度を体の外に放出しています。

さらに、指先など末端の動脈を拡張させて皮膚からの放熱も促進します。そういえば、赤ちゃんや小さな子どもの手足が温かくなると、親は「この子はそろそろ眠くなっているのだ」と判断します。それは交感神経の働きによって、体温が外に逃がされているのです。

たとえば、眠っている間に夢を見ていても体が動くことはありません(レム睡眠行動異常症という動いてしまう現象もありますが)。これは、眠っているとき、感覚の入力、つまりフィードバックと運動の出力を切り離す働きがあるからです。

目を閉じて眠り始めると、外の音や触覚の大脳への伝わりはブロックされ、レム睡眠中には体の筋肉が弛緩されて夢を見ていても動かなくなります。

このように、睡眠中の脳の働きを見ていくと、睡眠が決して「何もしていない休息」ではないことが分かります。睡眠は私たちにとって1つの作業であり、それを有益にするために自律神経は働いています。

＋脳よりも先に睡眠を始める自律神経

あなたは、夜眠る時間をどのように決めていますか？　0時には眠ろう、と時間で決めている人もいれば、あくびが出て何も考えられなくなり、起きていられなくて眠る人もいるでしょう。眠くなったはずなのにネットでSNSを見ていたら眠気が通りすぎてしまって、いざ眠ろうとしてもなかなか眠れなくなるという人もいるかもしれません。

私たちの脳は、どの時点から眠りがスタートしているのでしょうか？　あくびなど、眠気が出た時点が睡眠のスタートだと思っても、あくびも出ず眠くもないけど試しに就寝してみたらあっさり眠ってしまうこともあります。ということは、どうやら自覚的に眠くなった時点よりも前から、眠りはスタートしているのかもしれません。

この「人間はどの時点から眠りがスタートしているのか」ということを調べた研究があります。

睡眠は、その深さから第1段階から第4段階に分けられます。これは脳波をもとに区分されています。第1段階は自覚的に眠っていたという感じがないので、眠っていたと自覚する第2段階からが眠りのスタートだとされるのが一般的です。ですが、脳波上第2段階の睡眠がスタートする前から、睡眠に向けて変化している活動があります。それが自律神経です。

皮膚の交感神経活動を測定すると、第2段階のおよそ10分前から急激に低下していることが明らかになっています。また、心臓の交感神経活動は、第2段階の30分前から活動が低下していて、睡眠に向けた準備が始まっています。自律神経は、私たちが眠る30分前から睡眠の作業を始めているのです。

眠る30分前には、テレビやパソコン、スマホを見るのをやめましょう、ということを聞いたことがありませんか？　これは、良質な睡眠を確保するための注意事項として用いられることなのですが、実際にこれをやるには、かなり高い目的意識がないと難しいでしょう。

なぜなら、私たちは、禁止事項で生活習慣を変えることはできないからです。スマホを見てはダメ。間食してはダメ。このように意味も分からずに禁止されると、すごく息苦しくなっていきます。

大切なのは、表面的な禁止事項ではなく、その背景にある仕組みを理解することです。本書を読み進めて「自律神経と協業してみよう」と考え始めているあなたならば、自律神経が30分前から準備している睡眠を邪魔しようとはしないはずです。

＋寝つきが良すぎるのは睡眠不足の兆候

自律神経は眠る準備をしているのに、私たちはそれを無視してテレビやスマホを見て過ごしているとある現象が起こります。それは寝床についたら一瞬で眠れることです。

睡眠の話題では、「いつでも5秒で眠れるので睡眠には困っていません」とお話しされる人がいますが、実は、あまりにも早く寝つくのは、良いことではなく、慢性的な睡眠不足の兆候です。

人間の脳は、目を閉じてから眠るまでに約10分程度、時間がかかる構造になっています。モヤモヤまどろむような時間があり、徐々に意識を失って睡眠に入ります。このモヤモヤ中は、不要な記憶を消去したり、必要な神経同士を結び合わせてひらめきをつくるという重要な作業をしています。

嫌なことを忘れて気持ちを切り替えることやひらめきを生み出すことは、昼間の私たちがとても欲しがることです。それが眠るまでの10分のまどろみで得られる仕組みなので、私たちがやるべきことは、このまどろみをつくることなのです。

あなたが目を閉じるとすぐに意識を失うように眠ってしまうとします。この場合、脳はいつも眠いのに無理やり刺激を与えて目覚めさせられているような状態です。日中、無理やり刺激して脳を起こしているので、刺激がなくなるとストンッと眠ってしまいます。

たとえば、会議中に自分が話しているときにはまったく眠くないのに、人が話し始めたら急に意識が遠のくとか、テレビを消されると眠くなるということはありませんか？これは、刺激がなくなったところで睡眠の脳波が混入しているのです。これが慢性的な睡眠不足の兆候です。

慢性的な睡眠不足の解消には、10分や15分の「ちょっとだけ早寝」が役立ちます。私たちは、「1日○時間睡眠」というように、1日の睡眠時間をとても重要視しがちですが、医学的に重要なのは、1週間や1か月でどのくらい眠ったかという累積睡眠量です。

1日15分早寝することを1か月続けると、7・5時間の睡眠がかせげます。たかが5分や10分睡眠を増やしたところで関係ないと思わずに、コツコツ累積睡眠量を増やす。これが、忙しくてなかなか睡眠時間を確保できない職業の人に実行してもらう対策です。累積睡眠量を増やして慢性的な睡眠不足から脱却しましょう。

＋自律神経の働きは1日に2回切り替わる

自律神経は私たちの行動でその都度調整されているわけですが、その自動調整に任せっぱなしにしていると、パタッとシステムダウンして、やる気がなくなってしまいます。私たちがやるべきことは、自律神経との協業です。

自律神経との協業のヒントになるのは、1日の自律神経活動の移り変わりです。場面に合わせて自律神経活動は適宜調整されていますが、1日という長いスパンで見ると、ある一定のリズムがあることが分かります。

交感神経活動も副交感神経活動も、朝目覚めてから活発になり始めて、夜眠る時間帯には活動が低下します。

この上がって下がる波はどちらも同じなのですが、交感神経活動の方が、活発になったときと鎮まったときの落差が激しいので、1日に2回、交感神経活動と副交感神経活動の優位性が入れ替わるタイミングがあります。

その2回のタイミングとは、起きがけと寝る前です。

朝起きると、交感神経活動も副交感神経活動も高まるのですが、交感神経活動の高まりが派手なので、交感神経の方が強く働いている状態になります。日中はこの状態が続きます。

そして、夜眠る前の時間帯になると、交感神経活動も副交感神経活動も低下するのですが、ここでも交感神経の方が顕著に低下するので、結果的に副交感神経活動の方が強く働いている状態になります。

これは私たちの日常から考えても、日中は活発になって夜にはリラックスするという流れとして自然に理解できると思います。この交感神経と副交感神経の入れ替わるタイミングには、脳や体にとってはかなり負担がかかっています。

子育てをしたことがある人はお分かりになると思いますが、朝起きがけと夜眠る前の時間帯は、赤ちゃんが激しく泣き叫ぶことがあったはずです。自律神経の切り替わりが未熟な赤ちゃんのころは、この入れ替わりに大きな負担がかかるのです。そして、私たち成人でも、それが負担であることには変わりありません。

自律神経の入れ替わりがうまくいかないと、私たちのパフォーマンスに影響が出ます。朝に交感神経がスムーズに高まらないと1日のスタートがぼーっとした状態ですし、逆に交感神経が急激に高まりすぎるとイライラしたり、頭痛や吐き気を催すことがあります。

「朝は不機嫌だね」と言われたことがありませんか？　もし、言われたことがあったら、それは、のちほどお話しする起床3時間前からの交感神経活動の準備が不十分で、いきなり起床時間を迎えたということです。朝の交感神経活動をタイミングよく調整するには、起床する仕組みをうまく利用する必要があります。

夜の場面でも、交感神経がスムーズに鎮まらないと、第1章でお話ししたように、体がかゆくなったり、眠いはずなのに眠れなくなります。

逆に交感神経が急激に下がりすぎると、落ち込んで泣いてしまったり、家事などやるべきことに何もやる気が起こらなくなってしまいます。

朝にしっかり交感神経活動を高めて、夜しっかり交感神経活動を鎮める。もしくは副交感神経活動を高める。これを睡眠を媒介にして実行していきましょう。

＋ベッドは眠る場所だと脳に記憶させる

睡眠の質を高めるために、最低限クリアしておかなければならないことがあります。それは、ベッドの上で眠る以外のことをしない、ということです。

私たち人間は、寝つけないという体験をすると、その晩は少し早めに就寝する傾向があります。

「昨日は眠れなかったから、今晩はしっかり眠っておかないと」。こんな気持ちから眠くないうちにベッドに入る努力をしてしまいます。しかし、これが寝つきを悪くする原因なのです。

私たちの脳は、場所と行為をセットで記憶する仕組みを持っています。たとえば、ベッドで考え事をすると、「ベッド＝考え事」という記憶がつくられ、ベッドに行こうとしたときから、脳は「できるだけスムーズに考え事をしよう」と準備して臨みます。

眠くないうちに早めに就寝すると、「ベッド＝考え事」という誤った記憶をつくることになるのです。そこで、この記憶をつくらせないように、眠くなるまでベッドに入らず、ベッドで眠っていない時間をつくらないようにしましょう。

同じように、ベッドで読書や音楽を聴く、スマホを使う、メールを書くなど、眠りに関係ないことをすると、ベッドに入ったらそれらの作業をするという記憶がつくられてしまうので、これも避けましょう。

たとえば、ベッドの上で読書をしながら眠りを待つ習慣がある人は、ベッドの横に椅子を置き、そこで読書をして、眠くなったら椅子に本を置いてベッドに入る。このようにすれば、「ベッド＝睡眠」という記憶をつくり直すことができます。

人間は、大脳が大きく発達しすぎているため、眠るのに時間がかかる構造になっています。眠るのに約10分かかると前述しましたが、15分寝付けないとその後たいてい1時間は眠れない構造です。

寝つけないときはベッドで眠りを待たずに思い切ってベッドを出て、誤った記憶をつくらせないようにしましょう。

1時間程度ベッドの外で過ごしていれば、また眠くなってくるので、そうしたら就寝するということで「ベッド＝睡眠」という記憶をつくります。

もし、ベッドを出たらそのまま眠れなくなってしまうのではないか、というのが心配な人は、まずは休前日の夜に試してみましょう。たとえ眠れなかったとしても翌日には響かない日を選んで試してみることで安心できます。

＋「4－6－11睡眠の法則」を使いこなそう

睡眠を整えるために、すべての人に共通する法則があります。それは「起床から4時間以内に光を見て、6時間後に目を閉じ、11時間後に姿勢を良くする」というものです。これは「4－6－11睡眠の法則」として、様々な現場で産業事故を防ぎ、労働生産性を向上させるために活用されています。

睡眠の法則は、次に説明する「メラトニンリズム」「睡眠―覚醒リズム」「深部体温リズム」という3つの生体リズムの仕組みからつくられています。

■①メラトニンリズム

メラトニンとは、私たちの1日を24時間にそろえているホルモンです。1日が24時間なのはみんな同じなのでは？　と疑問に思われるかもしれませんが、実は、1日の長さはみんなそれぞれ違います。

日本人の平均は1日24・2時間であることが研究で示されていますが、1日が23時間に近い人もいれば25時間に近い人もいます。

この時間の長さは、その人が持つ時計遺伝子によって決まります。みんなそれぞれ違う時計を持っている人たちが1日24時間の社会で一緒に生活するために、メラトニンリズムが関係しています。

メラトニンは、網膜《もうまく》が光を感知して脳に光が届けられると分泌がストップし、その時点から1日のリズムがスタートします。そして脳に光が当たってから、16時間後にメラトニンが増えて眠くなります。この仕組みによって、異なる時計を持った人たちが一緒に生活することができるのです。

生体リズムの整え方には、2つの段階があります。1つは、リズムのメリハリを示す振幅《しんぷく》です。メラトニンは朝の光によってストップし、その16時間後に分泌が高まり眠くなる。これはリズムなので、朝強い光でバシっとメラトニンを減らすほど夜は増えやすくなり眠くなります。また、夜はできるだけ暗くしてメラトニンを増やすと朝は自然に減って目覚めやすくなります。

たとえば、朝目覚めてもカーテンは閉めたまま、そして夜は照明をつけたまま眠ってしまったとします。すると、メラトニンリズムは、朝減らずに夜増えないメリハリがない平坦なリズムになってしまいます。こうなると、朝からぼーっとして眠いのに夜になるとすんなり眠れない……という状態になってしまいます。

睡眠を整えるには、生体リズムのメリハリを強調することが重要なのです。

メリハリがつくられたら、次の段階ではそれを前後にずらします。つまり、早起きや遅起きにリズムを動かして自分の望ましい生活スタイルをつくるのです。

1日の始まりから終わりまでを位相《いそう》と言います。夜更かし朝寝坊の人が早起きするということは、位相を前進させるということに当たります。ただ、先ほどのリズムのメリハリができていないうちは位相をずらすのには困難を伴います。

あなたにも、急に早起きの朝型生活にしようと思っても、なかなか続かなかったという経験があるかもしれません。

位相をずらすときには、まずは振幅をしっかりつくります。現在8時起床の人がこれから6時起床にしたい場合は、いきなり6時起床にチャレンジするのではなく、まずは8時にしっかりメラトニンを減らして夜0時くらいに眠くなるリズムをつくり、それができたら30分単位で起床を早めて6時起床のリズムにしていきます。

この順番で取り組むと、睡眠のコントロールが比較的簡単です。

メラトニンリズムの振幅をつくるために、朝のタイミングでメラトニンをバシッと減らすには、1,500〜2,500ルクスの光が必要です。一般的な部屋の中の明るさは500ルクスです。

ですから、朝目覚めても部屋の中にいたのではリズムはスタートしません。窓から1メートル以内に移動すると、得られる光は3,000〜5,000ルクス、ベランダに出たり窓から顔を出せば15,000〜20,000ルクスです。

そこで、目覚めたらまず窓から1メートル以内に移動する生活動線をつくってみましょう。わざわざ意識しなくても、毎朝普通に生活しているだけで脳に光を届けることができる環境をつくることが理想です。

たとえば、窓から1メートル以内に椅子やソファを置き、そこで新聞やネットのニュースを見たり、ベランダで水やりをするなど、なんでもよいので自然に窓際に行く生活動線をつくることが大切です。

朝の光でリズムをつくる限度は起床4時間まで

ここまでの話で、「自分は毎日仕事に行っているから光を浴びているはず」と思われた方もいらっしゃるかもしれません。

脳には、メラトニンをストップするための光を感知する感度があり、その感度が最も高いのが、起床1時間以内です。つまり、出かける前ということになります。

したがって目覚めてすぐには光を浴びれず、その1時間後くらいの出かける時間に脳に光が届く、というリズムでは、朝のスタートダッシュが遅れてしまいます。

最も感度が高い時間帯に光を当てるのが、効率よくリズムを整えるコツです。目覚めたらできるだけ早いタイミングで、窓から1メートル以内に入るようにしてみましょう。

脳がメラトニンをストップするための光への感度は、時間が経過するほど、どんどん低下していきます。そして、光が当たって効果が見られる限度が、起床4時間後です。この時間までには、脳に光を届ける必要があります。

休日に寝だめをするときにも、平日と同じ時間にいったん目覚めて窓から1メートル以内に入るか、平日の起床時間から4時間以内には起きることを目標にしてみましょう。

ビジネスマンが最も採用した睡眠改善方法とは

これまで、様々な現場で睡眠を改善する方法を研修し、実際に取り組んでいただきましたが、その中で最も多くのビジネスマンが選んだ方法が、「夜、部屋を暗くする」ことでした。

先ほど、朝をしっかり明るくしてメリハリをつくるとお話ししましたが、夜もしっかり暗くすることが重要です。

一般的な部屋で、部屋の隅々まで明るくなるシーリングライトのような照明を使っている場合、そこで3時間程度過ごすと夜のメラトニンは半分まで減ってしまいます。光の話をすると、寝室の光を気にされる人が多いですが、重要なのは眠る前に過ごすリビングの光です。帰宅してから3時間程度はリビングで過ごす時間があると思います。この時間帯に部屋を暗くする時間をつくってみましょう。

たとえば、眠る前にストレッチやヨガをしたり、音楽を聴くなど、特に目を使う必要がない時間があれば、その時間は思い切って照明を消してみましょう。

真っ暗な状態をつくるほどメラトニンは増えやすくなります。真っ暗にした後は照明をつけても大丈夫なので、まずははっきりと暗い時間をつくり、脳にいつから「夜」がスタートしたのかを分かりやすくしてあげましょう。

■②睡眠―覚醒リズム

睡眠―覚醒リズムは、脳に溜まっていく睡眠物質によって、起床から8時間後と22時間後に脳を眠らせます。6時起床の場合は、14時と明け方4時に眠くなる仕組みです。

この時間帯の眠気を避けるには、眠くなる前の起床6時間後に1～30分、目を閉じて、脳を休ませることが有効です。午後の集中力を高めて夜の睡眠の質を上げるための仮眠を「戦略仮眠」とか「計画仮眠」といいます。

この計画仮眠には、次の4つのルールがあります。

❶眠くなる前に目を閉じる

会議中に眠くなって、眠るのを我慢したあげくに、うとうと居眠りをしてしまい、目覚めたのに頭がぼーっとして、またうとうとするのを繰り返してしまったという経験はありませんか？　これは、睡眠慣性《かんせい》という現象です。

脳に睡眠物質が溜まって眠気のピークになったときに居眠りをしてしまうと、睡眠物質が分解される深い睡眠に入ってしまいます。その途中で目覚めると、自分は目覚めているつもりでも、脳波上は、睡眠の脳波がまだ残っていて、頭がぼーっとし、ひどいときには、頭痛がすることもあります。

そこで、眠くなる前に仮眠をとることが大切です。起床から8時間後には、脳が働かなくなるという客観的なリズムがあるので、その前の、起床6時間後あたりに、あらかじめ仮眠をとっておくことで、午後の作業中に眠気を催すのを防ぐ、ということです。

❷仮眠の長さは1〜30分まで

仮眠は、その長さによって、用途が異なります。

1〜5分では、脳に溜まった睡眠物質は分解されませんが、主観的にスッキリしたという感覚はつくられます。1分程度では、「眠った」という感じがありませんが、それで大丈夫です。

目を閉じると、脳波は、ゆっくりとしたアルファ波になります。アルファ波が50パーセント以上のときはまだ起きていますが、このアルファ波が減っていき50パーセント未満になると、眠っている自覚がなくても脳波上は眠っている睡眠段階1に入ります。

脳は、視覚を遮断《しゃだん》しない限り休憩できない器官です。目を開けていると、どうでもよい映像もすべて分析してしまいます。効率的に、脳に休憩をさせるには、目を閉じることが条件であることを、覚えておきましょう。

6〜15分では、脳に溜まった睡眠物質が分解されて、仮眠後の作業効率が上がることが明らかになっています。

時間が許すならば、理想的な仮眠は、10分から20分程度です。この程度の時間、仮眠をすると、「今眠っていた」という感じがあります。実際の感覚では、モヤモヤとまどろんできて、このまま眠りに入ったら気持ちがいいだろうなぁと思うくらいで目を開けるのがベストです。

仮眠時間が30分を超えると、夜間の深い睡眠であるデルタ波という脳波が出てきます。私たちは、朝起きたときに、その晩に使えるデルタ波の量が決まります。昼の仮眠のときに、限られたデルタ波が使われてしまうと、夜の睡眠の分が食いつぶされてしまい、夜にぐっすり眠れなくなってしまいます。

そこで、仮眠は30分以内にする、というのがルールです。

❸ 頭を垂直に保って仮眠すると眠気スッキリ

重力に対して、頭が横になると、深い睡眠のデルタ波が出やすくなります。そこで、頭はできるだけ垂直に保ち固定して仮眠をすることが大切です。椅子の背もたれに寄りかかって眠るのが理想です。

これを満たすためのグッズが、仮眠枕、ネックピローです。首に枕を巻きつけて眠るグッズですが、ネックピローを選ぶときにも、ポイントがあります。装着したときに、頭が横になるU字型の枕は、適していません。人間の頭は、肩からあごまでの隙間《すきま》をピタッと止めると動かないので、これを満たすグッズを選びましょう。

私の指導する現場では、メーカーと共同開発した、こちらのネックピローを使ってもらっています。

「ビーズ仮眠枕」〈www.minplus.jp〉

また、タオルやクッションを丸めて、寄りかかった側の肩に乗せ、そこに頭を乗せるようにするのもよいです。

❹「〇分後に起きる」と3回唱える

計画仮眠は、脳に「睡眠」という作業をさせるわけなので、その作業の終わりを決めてあげると、速やかに、活動モードに戻ることができます。

試しに、「1分後に起きる」と3回唱えて、1分仮眠をしてみましょう。そうすると、1分経過する少し前に心拍数が上がり、体が起きる準備をします。これは、何分仮眠をとる場合でも同じです。

「なんとなく居眠りをしてしまった」ということを避け、計画的、戦略的に仮眠をするためには、必ずゴールを設定して実行するのが、成功のカギになります。

■③深部体温リズム

深部体温とは、内臓の温度のことです。人間は、深部体温が高くなると元気になり、低くなると眠くなります。

深部体温は、起床から11時間後(6時起床の場合は17時)に最高になり、22時間後(明け方4時)に最低になります。起床22時間後に眠くなるのは、先ほどの睡眠―覚醒リズムと同じです。明け方は、どうしても眠ってしまう時間帯なのです。

体温が最高になる起床11時間後に居眠りをしてしまうと、体温のリズムのメリハリがなくなり、夜になっても体温が下がらずに寝つきが悪くなり、睡眠の質が低下します。

ですから、睡眠の質を向上させるうえで、最もしてはいけないことは、夕方に眠ることです。

深部体温は、夕方に上げると眠る前に下がる

ぐっすり眠るためには、眠り始めの深部体温を急激に下げることが重要です。深部体温が下がれば下がるほど、睡眠は深くなります。では、眠る前には、体を冷やせばよいのでは？　と考えてしまいがちですが、そうではありません。ここで、体温の仕組みについて、少しだけ学んでおきましょう。

人間の体温には、普段、体温計で計る表面体温と、内臓の温度である深部体温（直腸体温ともいう）があります。

この2つの体温は、相反して体温調節をしています。体の表面が熱くなると、汗をかき、その汗が蒸発すると、気化熱で熱が奪われ血液の温度が下がります。その血液が内臓を巡ると、深部体温が下がります。

反対に、体の表面が冷えると、鳥肌を起こして、体の熱を閉じ込めます。すると、深部体温は、高く保たれます。

このように相反する働きで、外の温度が変わっても、体に負担がかからないように体温が調整されているのです。

常にこのような調整機能が働いているのですが、その体温の変化を時系列で見ていく

と、1日の中で、上がったり下がったりするリズムがあります。それが深部体温リズムなのです。

私たちが、夜眠るときに、深部体温を急激に下げるには、この深部体温リズムを強調すること、つまり、最高になる夕方の時間帯により体温を上げれば、自然に眠る前には急勾配《きゅうこうばい》で体温が下がるのです。

ちょうど、ジェットコースターのようなイメージで、夕方の体温を上げて急勾配をつくりましょう。

夕方に眠る習慣ができてしまっている人は

もともと夕方に体を動かし、そのまま夜、帰宅して眠るスケジュールになっていれば、それは理想的なスケジュールです。しかし、夕方から夜にかけて疲れて眠ってしまう場合も多いと思います。

その場合は、習慣的に夕方眠ることだけを避けてみましょう。疲れていたり、夜に用事があるわけではないのに、夕方から夜の早い時間に眠ってしまう日はありますか？まずは、眠気があっても、夕方に眠らないようにしてみましょう。

リビングなどに「いつも、そこに座ったら眠ってしまう」場所があるはずです。帰宅してそこに行くまでの動線が脳に記憶されて、自動化されているのです。これを断ち切るために、週に1日だけでもいいので、「眠る場所」に行かないようにしてみましょう。

その上で、夕方に眠るのを防ぐために、あらかじめ計画仮眠をとってみましょう。目標は15時以降は眠らないこと。仮眠を15時前に終わらせておき、深部体温が上昇していく夕方に眠らなくても、頑張れるスケジュールをつくってみましょう。

1週間のうち4日できれば勝ち

生体リズムは、日数が多いリズムに同調するという仕組みを持っています。つまり、過半数をとれば、生体リズムは変えられるのです。1週間7日のうち、過半数である4日以上実行できればよいので、休日+平日2日、実行できればよし、とするぐらいで、無理なく取り組んでみましょう。

逆に、週4日が乱れた生活になると、その乱れたリズムが基準になり、整ったリズムも同調して乱れるので注意しましょう。

生体リズムは、2週間単位で変化します。この2週間リズムのことを、「サーカダイセプタンリズム」と呼びます。

なんらかの生活習慣を変えることをすると、2週間後にちょっとした変化が起こります。たとえば、以前は朝、目覚めてから体を起こせるまで1時間かかっていたのが、30分程度でベッドから出られるようになったとか、夕方に仮眠をすると2時間くらい眠ってしまっていたのが、1時間で起きられるようになったという感じで、劇的な変化ではないのですが、確実に小さな変化が見られます。

その後、さらに2週間が経過した1か月後には、このちょっとした変化が大きな変化になります。1か月、自分が理想とするリズムがつくられたら、その後、特に意識をしていなくても、6か月後、1年後もリズムが整う、ということが明らかになっています。

最初の2週間が重要なので、2週間でバシッと基準をつくる気持ちで、取り組んでみてください。

＋3つのリズムのうち、ひとつを選んで整える

3つのリズムのうち、ひとつだけ選んで整えると、他の2つのリズムも勝手に同調してすべて整います。

夕方に運動するように心がけていたら、自然に朝自分で起きられるようになった、朝の光を見ることを意識していたら、いつも眠かったのが、大体同じ時間帯に眠くなるようになってきた、という具合です。

すべてを実行しようとせず、自分が最も簡単に実行できそうなことひとつに絞ることが、私たちの生体リズムをコントロールするコツです。

実は、3つの生体リズムのうち、どのリズムに自分が最も影響を受けるのかは、遺伝子によって決まっていると考えられています。

たとえば、光に感受性が強い人は、網膜の細胞が豊富にあり、光の影響を受けやすいです。その人は、朝明るく、夜暗くすることでリズムが整いやすいですが、逆に日当た

■3つのリズムの感受性判定チェックリスト

メラトニンリズム

- □ 朝に外の光を見ると頭がさっぱりする感じがある
- □ 夜は、電化製品の照明がついているだけでも明るくて気になる
- □ 外出しない休日は、夜になっても眠くならずに夜更かしする

睡眠―覚醒リズム

- □ すぐに寝つける。夜中まで起きていられない
- □ カフェイン飲料、栄養ドリンク、ガムなどで眠気対策をしている
- □ 居眠りをすると余計に眠くなって、しばらくぼーっとしてしまう

深部体温リズム

- □ 夏でも首、腰、足が冷える
- □ 疲れて横になると余計にだるくなってしまう
- □ 帰宅中の電車で眠ってしまうと、その後眠くならずに就寝が遅くなる

りの悪い部屋に引っ越したりすると、途端に眠れなくなることもあります。

強く影響を受ける因子によって、よくも悪くも作用するのです。

３つのリズムのどれに反応するのかを簡単にチェックする右のようなリストをつくってみました。自分が当てはまりそうなものを見つけてみましょう。

実際にリズムのコントロールをし始めると、何によって最も整いやすいのかが分かってくるはずなので、実証しながら見つけていき、いったん見つかれば、それは生涯同じです。

＋スッキリ目覚めるための自己覚醒法

3つの生体リズムにプラスして、朝スッキリ目覚める方法を活用してみましょう。

人間の睡眠は、普段、起床する時間の3時間前から、血圧や血糖値を高めるコルチゾールというホルモンが分泌され、起きられる体になって目が覚める構造です。

コルチゾールが分泌されるタイミングは、起きる時間を頭の中でつぶやくと設定できます。これは、「自己覚醒法」と呼ばれ、眠る前に「6時に起きる」と3回唱えると、体は、夜中の3時から起床準備をしてくれるので、スッキリ目覚めることができます。

この自己覚醒法を誤って使ってしまっているのが、夜中に時計を見る行為です。目が覚めたときに時計を見て「また2時に起きた」と思うと、脳は2時の3時間前から起床準備が始まるようにセットしてしまいます。これで同じ時間に起きるようになってしまうので、夜中に目覚めても時計を見ないようにしましょう。

ところで、目覚まし時計のスヌーズ機能を使うほど、目覚めが悪くなることが研究で明らかになっています。

スヌーズは、目覚ましを止めても5分後に鳴る、などという機能ですが、これでは睡眠の終了が定まらないので、脳は何時頃から起床準備を始めるのかが計算できません。納期を定められないと作業工程が組めないのと同じです。

その結果、最終的に目覚めたときに間に合わせをするようにコルチゾールが大量に分泌されると、イライラしたりだるくなり目覚めが悪くなってしまいます。スヌーズはあくまでも保険として、自己覚醒法で脳にしっかり起床準備をさせましょう。

+季節の変わり目に体調を崩さない方法

日本では、春と秋に大きな季節の変化が訪れて、その時期になると「季節の変わりめなので体調を崩さないように」という言葉が交わされるようになります。

この時期に体調を崩すのは仕方のないことだ、と思っている人も多いようですが、なぜ、季節の変わりめに体調を崩しやすいのかを知ることで、対策が見えてきます。

先ほど、目覚めたら窓から1メートル以内に入り、脳に光を届けることが重要だとお話ししました。この行為には、1日のリズムをスタートさせること以外に、もう1つ重要な役割があります。

私たちの脳は、日照時間の変化で季節の変化を感知しています。日が長くなったり短くなったりすると、その約2か月後の気温の上昇や低下を予測して自律神経の働きや甲状腺刺激ホルモンなどの分泌を決めて体の準備をするのです。常に朝の光が脳に届けられていると、そのときの日照の強さの情報が脳に送られます。

2月末ごろから急激に日の出が早くなると、その情報をもとに体内の生理機能を季節変化に適応させる甲状腺刺激ホルモンのひとつであるTSHβ、通称「春ホルモン」の分泌が促されます。これによって、4月以降に気温が上昇し気圧が低下する準備をしているのです。

北半球に位置する日本で暮らすならば、2月末と8月末、つまり冬と夏の終わりの季節に、特に意識して窓から1メートル以内に入ったり、ベランダに出て脳に光を届けましょう。

それが、季節の変わり目に体調を崩さないためのポイントになるのです。

＋5月に元気に、10月に落ち着いて過ごすために

春から夏にかけては、副交感神経の活動が活発になります。これは、気温が上昇して気圧が下がり、身体に負担がかかるので、消化器の働きを高めて効率よくエネルギーをつくろうとするためです。

これは必要な働きなのですが、1年中同じものを食べて、同じ室温を保って生活している私たちにとっては、少々おかしなことが起こります。

みなさんも経験があると思いますが、仕事でも家事でも瞬発力が出にくくなり、だらだらしがちになるのです。そして運動不足になり、甘い物が無性に欲しくなるので、体重が増えやすくなる季節でもあります。

また、春に差しかかったところで副交感神経活動が過剰になりすぎて、やる気が出なくなることがあります。これは「五月病」として知られていますね。

そこでこの季節には、意識的に運動をすることを心がけてみましょう。運動で交感神

経の働きを高めて副交感神経を抑制させれば、やる気がなくなることを防げます。軽い運動でいいので、家事や散歩など日常的に動くことを意識しましょう。平日に運動ができなくても、休日の運動量が損なわれないように注意しておけば大丈夫です。熱中症に注意してしっかり水分と塩分をとりながら、無理なく運動習慣を維持しましょう。

秋から冬になると、気温が低下して気圧が上がり、交感神経の活動が活発になります。すると、瞬発力が発揮できるようになり、仕事も家事も熱中することができます。読書の秋、スポーツの秋など、新しいことにチャレンジすることを推進する傾向もあります。

しかし一方で、イライラや怒りっぽくなったり、落ち込みやすくなることがあります。加えて細胞を酸化させる活性酸素が増えがちになり、肌が荒れやすくなります。秋ごろから、炭水化物を食べすぎたり、気分が落ち込んでしまうことがあり、これは「冬季うつ」として知られています。

第7章でご紹介しますが、この季節には、首や仙骨を温めて副交感神経の働きを助けてみましょう。自律神経と協業すれば、1年の過ごし方が変わり、季節の変わりめに起きる体の変化を楽しめるようになるはずです。

実践編

第5章

「運動」で自律神経を整える

＋座りっぱなしの生活スタイルで自律神経は乱れる

事務職、システム管理、ドライバーなど、座りっぱなしの職業に就くと、勤務し始めて1か月くらいを経過したところで、体調不良を訴える人がいます。汗をかきすぎる、立ちくらみ、気分が悪くなる、お腹の調子が悪い……。これらは自律神経から出されている、体の危機を知らせるサインです。

私たちは、常に重力を受けて生活していて、体の中の水分である血流は、この重力の影響を直接受けます。座りっぱなしの姿勢とは、重力がかかる方向が同じということです。ずっと同じ方向に重力がかかっていると体内の水分は動きません。

その状態が長く保たれたところで、急に立ち上がったり歩き出すと、心臓血管や血圧の調整に負担がかかります。さらに、一定の温度が保たれた室内で1日を過ごしていると、気温の変化によって体温を調節する機能が使われません。そして帰宅するときに、急激な温度変化にさらされることでも負担がかかるのです。

実は、座りっぱなしの生活スタイルは、病気や死亡に対する重大な危険因子ですが、自分で対策することが可能なことでもあります。

心血管疾患、高血圧症、糖尿病など、自律神経の働きの不具合による疾患の治療では、運動習慣をつくることが必須です。たとえば、運動訓練は、副交感神経である「迷走神経」の影響を強めて交感神経の過剰な高まりを防ぎます。これにより、慢性心不全や心筋梗塞、冠状動脈バイパス手術後の患者さんの治療予後が改善し、再発が予防できる報告があります。

また、運動に自律神経の反応が刺激されると、自律神経の反応自体が向上します。体の動きに伴う心拍の変動が大きくなることで、突然死の予防にも効果があると考えられています。

仕事で座りっぱなしを強いられるときは、「運動不足だ」と自覚することが多いでしょう。しかし、運動習慣がない人が運動を始めるのはなかなか難しいものです。

この章では、普段の生活の中でできることを中心に紹介します。運動が自律神経の働きに貢献することを知って、毎日生活しているだけで、運動ができているスタイルをつくっていきましょう。

＋なぜ仕事が忙しい人ほど、運動をしているのか？

私は普段、様々な職業の方々に会い、話を聞く機会があります。そこで確信したのが、会社の経営者やコンサルタントなど、常に結果を求められる精神的にハードな仕事をしている人ほど、運動をしている傾向にあることです。

「自宅にフィットネスバイクがあります」「出張に行くときはゴムチューブを持っていって、ホテルでエクササイズをします」などという話を聞くことが多いのです。

この人たちはなぜ、忙しいのにあえて運動をしているのでしょうか？

精神的なプレッシャーが強い職業の人は、交感神経活動が高まり興奮する場面が多いです。過度に集中したり、急な事態に対応するために急激に集中を高めることを繰り返していると、休んでいても交感神経活動は低下しません。そして仕事のことが頭の中をぐるぐる回っていたり、気分が高揚して眠れなくなります。

一方、運動をすると、心拍や血圧が高まり、酸素の運搬量が増えてエネルギー効率が上がります。

これらは、交感神経の働きが活発になったことによって得られた反応です。実際にエネルギーを消費しているので、派手に高まった交感神経活動は抑制されます。

精神的なプレッシャーで交感神経活動が過剰に高められるのを、実運動を使って頭と体のつじつまを合わせると、交感神経活動をうまく抑制することができます。運動を習慣にしている経営者やコンサルタントの人たちは、無意識にこの仕組みを活用しているのです。

いつも平常心でビジネス案件に対応していたり、プレッシャーがかかっても気持ちを切り替えているように見える人は、その背景に運動習慣があるのです。

運動を始めると、気持ち良いと感じる仕組み

運動については、習慣にしている人は、すごくいいと言いますが、習慣にしていない人にはその良さがまったく伝わりません。出産を経験したことがない人に、その苦しみ

をいくら話しても伝わらないように、生理現象として体験したことがないことは、まったく想像に及ばないのです。運動が自律神経に与える影響を知るには、実際に体を動かしてみるしかありません。

まずは、過去に体を動かしたときの感覚を思い出してみましょう。たとえば、水泳やスキーなどの全身運動をしたあと、体はすごく疲れているのに、妙に気持ちが良くなった経験がないでしょうか。もう動けないと思いつつも、体は動きたがっているような感じになったことがあると思います。

長距離のランニングなど、きつい運動を続けていると、ある一定のところできつさが気持ち良さに変わることがあります。これが、高まりすぎた交感神経活動が抑制されたタイミングです。

運動によって心拍数が上がると、心臓がドキドキします。ここで運動を止めずに、さらに運動をし続けると、心拍数が上がりすぎて体にとって危険な状態にならないように、ホメオスタシスによって交感神経の働きは抑制されていきます。

この反応は、運動する機会を増やすほど、早い段階で現れるようになります。したがって逆に運動習慣がない人が、突然きつい運動をすると、ホメオスタシスが機能するのが遅いので、きつくてつらい思いをしただけで運動が終わってしまいます。ここで運動を止めてしまうと、「運動＝つらい」という記憶だけが残されて、ますます運動嫌いになってしまいます。

運動習慣がある人は、動けば動くほど、なんだか元気になっていくような感じになります。動き始めて早い段階で交感神経が抑制されて副交感神経活動が高まり、リラックスした状態になるのです。

さらに、運動をしていると、心臓の大きさと質量が増えます。心臓の能力が高まるのです。そして血流を届ける血管自体の能力も高まります。運動で血管に負担がかかると、一酸化窒素が放出されて、それが慢性化すると血管内の細胞の機能が向上するからです。

＋「これだけ」で、あなたも運動好きになれる

身体的にきつい厳しい状況にさらされると能力が高まるなんて、スポ根アニメみたい

な感じですが、これは根性論ではありません。ここで今一度、休むことの概念を変えてみましょう。

自律神経にとっては、体を横たえていることだけが休むことではありません。「二重支配」、「ホメオスタシス」、「フィードバックとフィードフォワード」の機能を高めること。これが、自律神経と協業したうえでの休む技術です。体を横たえるだけではなく、体を横たえたときに効率的に休養ができる体をつくっていくことを目指しましょう。

運動習慣がある人とない人では、まるで別の細胞が身体を形づくっているようなイメージを持つかもしれませんが、そんなことはありません。

運動習慣を変えれば、身体が変わり、それにつれて思考も変わっていきます。

私が外来で、患者さんに新しく生活習慣をつくり直してもらうときに、運動習慣をつくっていくことを助言すると、患者さんはこんなことを話します。

「朝から散歩していたら、なんだか走ってみようかなと思い始めて、つい走っちゃいました。おいおい、私走っちゃってるよーと、自分に突っ込みを入れました」

先ほど、生理現象は体験しないと分からない、とお話ししましたが、体験してしまうと「なし」なものから「あり」なものにあっさり変わります。

あなたが一線を越えて、運動習慣がある人側に行くためには、「これだけ」を意識していればよいというポイントがあります。それは、体を動かした翌日にも動くことです。

体を動かすと、筋肉は繊維が伸び縮みを繰り返して負担がかかり細かく切れます。この繊維が修復するときこそが、筋肉が大きく成長するタイミングです。

用事があってたくさん歩いた日や、イベントがあって体を動かさざるを得なかった日の翌日には、普段使っていなかった体が痛く、だるく感じます。ここで休むと、あなたは「運動習慣がない人」になり、動くと「運動習慣がある人」になります。

体が痛い、だるいときは、筋肉を始め心臓や肺などの自律神経が再構成される絶好の機会です。この波に乗り遅れないように、翌日は簡単な筋トレをしたり一駅歩いて帰るなど、少しでもいいので運動をしてみましょう。

負担がかかったあとにこそ、成長のチャンスがある。これが自律神経の仕組みです。負担がかかった日で完結させずに、その翌日まで含めて「運動」とくくって認識しましょう。それは、ワインをおいしくするためにブドウの樹の下にキズをつけるように、自分の好きなことになぞらえて捉え直してみると、つらいだけの体験を成長につなげやすくなるはずです。

＋自律神経のリズムに合わせて生活する

第4章で睡眠のリズムのお話をしたように、私たちの脳と体には、あらかじめ備わった生体リズムがあります。そのリズムに合わせて生活をすることが、病気を防ぎ、力を発揮することに役立ちます。同様に自律神経も、この生体リズムの影響を受けています。起床を促すホルモンであるコルチゾールによって、起床時間に向かって心拍数が上がり、起床直後に動ける体がつくられています。

しかし血圧が高まる時間帯には、血管が詰まったり破裂するリスクも高まります。これを防ぐために、起床から2時間までの時間帯には、自然と血液を固める血小板が最大になり、粘着性が高まります。朝、ひげをそっていて皮膚を傷つけてしまっても、血液はこの時間帯ならばすぐに固まります。これも生体リズムによる現象です。

そして皮肉にも、脳卒中や心筋梗塞が起こりやすいのもこの時間帯です。寝だめをする習慣があったり、起床後にいきなり激しく動く生活をしていると、血液の粘着性が高まったタイミングで心拍数が急上昇して血管が詰まってしまうからです。

忙しい日常生活では、体のことはそっちのけで自分勝手に行動してしまいがちです。確かに忙しい毎日ですが、さらに負担をかけてしまうのが、その場の欲求で自律神経を無視した行動をとってしまうことです。

本書を読んでいただいたことをきっかけに、主観的な気分や欲求に振り回されてバタバタしてしまう生活から脱却してみましょう。自律神経を中心に据えて生活を組み立てれば、自然に余裕が出て慌てず騒がずきっちりと成果を挙げることができます。

頑なに生活の不摂生を改めるとは考えずに、自律神経との共同作業を始めると考えてみましょう。望ましくない行動を止めるより、望ましい行動を促して、望ましくない欲求が起こらない体をつくる方がはるかに簡単です。

＋朝イチには内臓の温度を上げる

ここからは、1日の流れを自律神経の働きに合わせて組み直してみたいと思います。

まず最初に朝は、交感神経の高まりをスムーズにしていきましょう。運動できる体をつくり、目覚めていきなり運動をすることを避けましょう。

運動は確かに交感神経活動を高めるのに有効ですが、体にとって負担が大きい方法です。心拍数が上がり、深部体温が上がり始める朝に、負担が大きい運動を行うと、気分が悪くなったり1日中身体がだるくなってしまいます。朝にいきなりランニングをしたことで、脳卒中や心筋梗塞を起こしてしまう例もあります。

まずは、目覚めたら温かい飲み物で直接内臓の温度を上げましょう。温かい飲み物ならばどんなものでもいいです。暑い季節でも、目覚めに冷たい物を飲むのは避けて、最初は常温の物にしましょう。

寒い朝には、起床1時間前からタイマーで暖房をつけてみましょう。室温を上げて体温の上昇を助けると、起床にかかる負担を減らすことができます。

また、朝食にカレーなど辛い物を食べると、唐辛子のカプサイシンの作用で交感神経活動は高まります。このような準備をしてから運動すれば、身体への負担を減らすことができます。

＋出勤後は、最初に決めたことをひとつだけやる

出勤後は、まずメールチェックするのをやめてみましょう。メールを開くと、自分の都合とは関係なく仕事が発生します。これは自律神経にとって、急な集中を要求されることになります。交感神経の働きに負担をかけずにしっかり高めるには、あらかじめ予定していた作業をひとつだけ片づけましょう。

あなたは通勤中に、今日やるべきことを頭の中で整理することがあると思います。しかし、会社に着いて、デスクにある資料を目にしたり、同僚が会話をしているのを聞くことで、予定とは違うことをいきなり始めてしまうことはありませんか？

急な集中を避けるためには、予定どおりに行動することが大切ですが、何も1日の行動計画をすべて予定どおりに行う必要はありません。最初のひとつだけを守ってみましょう。

出勤したら、たとえ何か興味を引くようなことや、片づけようと思っていたことが頭

に浮かんでも、最初のひとつだけは予定していたことをするようにします。

この最初のひとつが予定通り片づけられれば、あとは、その事実情報から脳が関連した作業を組み立てるので、1日がスムーズにスタートできます。

＋気が散ったら画面を見ず手を動かす

自律神経からのフィードバック情報を充実させるには、とにかくリアルな感覚が必要です。PC作業に疲れて集中できなくなってきたら、休憩のつもりでスマホを見る。身体の立場からすると、これでは、何も有益な情報は脳に送れません。ただ、交感神経の活動が維持されるだけです。

そこで、集中が途切れたと思ったら、まずモニター電源を消してみましょう。余分な視覚情報を減らし、その代わりに手作業をしてみましょう。デスクの資料をファイリングしたり、周りの掃除をするなど、何でもいいので手を動かしましょう。

席を立って移動したり、階段を使うなど意図して歩く時間を設けるのもよいです。体が動けば、それだけフィードバック情報が豊富になり、自律神経の調整能力は高まります。座りっぱなし、画面のつけっぱなしは避けましょう。

＋計画仮眠後に食事や会話をする

日中は、交感神経だけではなく副交感神経の働きも高まっているはずです。交感神経だけを高め続けていると、目や口が乾いたり、動悸がしてくることがあります。昼休みには、効率的に副交感神経をサポートしましょう。

第4章でお話しした計画仮眠は、このタイミングでやっておきましょう。食事や会話は、それ自体が脳と体にとっては「運動」です。脳を覚醒させて交感神経を高める行為なので、計画仮眠後に再び仕事モードに入ることに使いましょう。

仮眠をせず昼休みのランチでひたすら会話を楽しむと、午後の仕事は眠気との戦いになります。自律神経との協業では、先手を打つことが重要です。

＋夕方にはあえて階段を使う

夕方の時間帯には、深部体温が最高になるリズムを助けるために、あえて体を動かしましょう。階段を使ったり、一駅歩く、ジムに通うなど、普段やっていること、手軽にできることを夕方に移すことができれば大丈夫です。

もし、残業がある場合でも、いったんは席を立ったり会社の外に出るなどして、体を動かす時間をあえてつくってみてください。

また休日には、しっかり汗をかくほどの運動をしてみましょう。交感神経が身体活動によって派手に高められれば、ホメオスタシスによって交感神経は抑制されます。仕事場と家を往復するような生活では、汗をびっしょりかくことがほとんどないと思います。汗をかくほどの運動ができて交感神経が抑制されると心地よさを感じ、また夜には速やかに神経活動が鎮静して眠くなります。

同じ運動でも、朝行うより夕方行う方が、運動後の成長ホルモンの分泌は格段に増えます。トレーニングをしている人は、朝はウォーミングアップで、夕方にメインのトレーニングと位置付けると自律神経の効率が上がります。

＋音楽で運動後の身体の回復をサポート

身体を動かすと、すぐに「ハアハア」と息が荒くなってしまう人は、運動することに気が引けてしまうと思います。そんなときは、好きな音楽を聴きながら運動をしてみましょう。

実は、運動中に気持ちを落ち着かせる音楽を聴いていると、自律神経のバランスが早く回復することが明らかになっています。

先ほどもお話したように、運動をし始めると低強度の運動でも副交感神経活動が抑制されて心拍数が上がります。しかし、音楽を聴きながら運動した場合は、この副交感神経活動の低下がみられず、運動を終えた後も、速やかに普段通りの状態に戻る結果が得られています。

どんな音楽が望ましいか、というのは、自分が好きな音楽であることがもっとも重要です。自律神経の実験では、気持ちを落ち着かせる音楽ということで、クラッシックやヒーリングミュージックが用いられることが多いですが、「本人が選ぶ」ということが、運動後の回復には重要です。

中にはロックやヒップホップの音楽を聴いているときにリラックスする人もいるので、自分にとって落ち着ける音楽を選んで、その音楽を聴くことを運動する動機にするのも、運動習慣をつけるのに役立つと思います。

＋夜に自律神経活動を鎮めることも仕事の技術

仕事やプライベートを充実させるには、頑張る場面だけに注目していてはうまくいきません。自律神経のリズムを扱うということは、自分の活動を時間軸で考え直すということです。

睡眠もひとつの活動と位置付けて、自律神経の活動を鎮めることを意図的に行っていきましょう。

夜には、交感神経の働きが一気に低下するはずです。まずは、その交感神経を刺激する活動を避けましょう。ラインやSNSのように、自分の意図しないタイミングで緊張したり、怒りがこみ上げるもとになるものは、この時間には不適切です。

夜のタイミングには、交感神経と副交感神経の切り替わりをスムーズにするために、副交感神経のことも少し詳しく知っておきましょう。

迷走神経という代表的な副交感神経があります。迷走神経は、延髄から伸びる第10脳神経であり、心臓や肺、内臓に分布しています。心臓のペースメーカー細胞を支配して、心拍数を減少させたり呼吸をゆっくりにする働きをしています。

筋肉をしっかりストレッチすると、交感神経が活発になり心拍数や血圧が上がります。すると、迷走神経の働きは抑制されて、さらに心拍数が上がります。いったん派手に上げられた交感神経活動は、その後抑制されて、迷走神経によって心拍や呼吸がゆっくりになっていきます。

また軽くストレッチするだけでも、心拍数が上がりますが、これは交感神経が高まったわけではありません。副交感神経である迷走神経の活動が抑制されたから心拍数が上がったのです。心拍数を下げる働きをする神経の活動が低下した結果、心拍数が上がったということです。

ちょっと分かりにくいですが、このような現象も、いかにも二重支配の自律神経らしい働きです。

つまり、眠る前にストレッチを行うと、その強度にかかわらず自律神経の反動がついて、よりリラックスした状態になるのです。

眠る前にストレッチやヨガを始めたという人に、しっかり体を伸ばすことにこだわったり難しいヨガのポーズを頑張ってやろうとして、うまくできないことにイライラする、ということがあります。

「ストレッチをする」「ヨガをする」ということ自体が目的になってしまうと、頭と体が一体になりません。目的は、自律神経と整えることであり、自律神経はしっかりストレッチをしても軽くしても同じように整えられます。焦らずに、体の仕組みにしたがって淡々と実行していきましょう。

また、アスリートの人は、トレーニング効果を上げるためにカフェインを摂取する人も多いです。ただ、カフェインによって深い睡眠が奪われて成長ホルモンが減ってしまう目的を果たせなくなってしまいます。
昼間の眠気や歯ぎしりなどのサインがある場合は、まずは1週間カフェインレスをして、その後は夜のトレーニング時のカフェインを避けてみましょう。

ここで、さらに眠るためのストレッチの効果を高めることを追加してみましょう。それは照明を消すことです。

交感神経活動は、明るい光を浴びたり、テレビなどの画面を見ても高まります。そこで、これから急激にリラックスの波を起こそうとストレッチをするならば、ストレッチ中は、テレビなどの画面を消し、部屋の照明も消して真っ暗にしてみましょう。ストレッチは何かを見なくてもできるので、真っ暗でも大丈夫です。ストレッチ後に横になると、真っ暗な中で交感神経が急激に抑制されていくのが体感できるはずです。

自律神経を中心にした運動習慣をつくるには、新しいことを始めなくても大丈夫です。すでにやっていることのタイミングを変えるだけでも効果が得られます。ここでお話をしたことをすでに取り組まれている人は、仕組みを理解して実行すれば、さらに自律神経との協業する姿勢がつくられるはずです。

実践編

第6章

「食事」で自律神経を整える

＋脂肪にも役割がある

あなたは「脂肪」という言葉からどんなことをイメージしますか？　良いイメージを抱く人は、少ないと思います。

「脂肪＝悪」のような扱いを受けていますが、脂肪細胞は、私たちの体全体のエネルギーの備蓄をバランスよく行う要《かなめ》として、脳に対して情報を発信し、活発に私たちの日常生活の充実に関わっていることが明らかになっています。

脂肪細胞は、あなたがイメージするように、体重のコントロールに大きく関与するのですが、ただ単に重みを与えているわけではありません。体重が適正水準より増えてくると、レプチンというホルモンを出して「太ってきていますよ！」と肥満遺伝子が生み出されます。

白色脂肪組織に脂肪が蓄積すると、脂肪細胞からレプチンが分泌されて、大脳の視床下部の交感神経に支配されている「満腹中枢」が活発になります。交感神経活動が高まると副交感神経に支配されている「摂食《せっしょく》(食欲)中枢」は働きが弱まります。これによりお腹がいっぱいになって、食べたい欲求が満たされます。するとここからは、白色脂肪組織から脂肪が活用され、褐色脂肪組織(第7章で詳しく説明します)が熱を放散することで脂肪が過剰に溜まることを防ぎます。

このように自律神経は、食欲やエネルギー代謝の調節に関わっていて、体重を一定に保つために重要な働きをしているのです。

この仕組みがすべての人にちゃんと働いていれば、太ることなどなさそうです。なのになぜ、実際には太ってしまうことがあるのでしょうか?

実は、太ってしまう人とそうでない人では、自律神経の働きの違いがあることが明らかになっています。

安静にしているときの自律神経の働きには、どちらも差がありません。しかし、食事をする、特に辛い物を食べたときにその差が露呈《ろてい》されます。

辛いものを食べると、熱が生み出される刺激によって交感神経活動が高まります。この反応が、太っている人では低下しているのです。太ってしまう人は、交感神経の働きは低下していないのですが、交感神経の反応が低下しているのです。

あなたのまわりに、自分のことをしっかりとマネジメントして仕事でも成果を上げている人はいますか？　目的に見合った生活習慣をつくり、感情をコントロールし、どんな人とでもそつなく接することができる。そんな人のことをイメージしてみてください。

浮かぶのはスマートな体型の人が多いのではないでしょうか。よく、一流の人はなんで太っていないのか、というようなことが話題になりますが、それもそのはずです。なぜなら自律神経を味方につけているのです。自律神経と協業することは、体重コントロールにも重要だということです。

交感神経の反応が良い、というのは緊張しやすいということではありません。実体のない精神的な緊張で交感神経を急激に高めることを続けていても、健全な交感神経の反応を得ることはできません。

睡眠、運動、食事など実作業を充実させることで得られる、頭と体が一体になった交感神経の反応をサポートしていきましょう。

＋交感神経は体の中の糖分を燃やす

自律神経は、血糖値の調整も行っています。血糖値は、主に肝臓から糖がつくられることと、筋肉で糖が利用されることのバランスで決まっています。

最近は、この糖がつくられることと利用されることの両方に、自律神経が関係していることが明らかになっています。

交感神経が高まって分泌されるアドレナリンなどの神経伝達物質は、インシュリンが糖分を分解するのを邪魔します。これでは交感神経が高まれば血糖値が上がってしまう感じがしますが、同時に別の働きもしています。

交感神経は、血液中のインシュリンの濃度を変化させずに、筋肉や褐色脂肪組織で糖分が利用されるのを促します。血糖値というと、インシュリンが糖分を分解して調整することだけが注目されがちですが、自律神経の働きは表面的に血糖値を調節しているのではなく、体内にある燃やせるエネルギーを見つけ出して効率よく燃やす働きをしているのです。

あなたは自分の血糖値を気にしたことがありますか？　私たちが血糖値を気にするのは、たいてい生活習慣の中で食べすぎているときです。食べすぎてしまうのは、当然、食べたくなるからであって、この欲求を我慢することはとても難しいです。

簡単に食べすぎを避けるために、食べたいという欲求の出所を知って、そのメカニズムを利用してみましょう。

＋睡眠不足で食べすぎになる仕組み

食べすぎに関係しているのが、先ほどの満腹ホルモンレプチンです。食べすぎ、という言葉で思い浮かぶのが間食。特に、夜中にだらだらと間食してしまうことです。

実は、睡眠不足の人ほど、夜中にお菓子を食べてしまう仕組みになっています。

睡眠が不足すると、脳の働きが低下します。弱ってきた脳は「栄養不足だ」と勘違いし、満腹ホルモンであるレプチンを減らして、その代わりに食欲刺激ホルモンのグレリンを分泌します。このとき私たちは、「小腹が空《す》いた」「口さみしい」と感じます。しかし、実際にお腹は空いていません。これは、脳が出した誤報です。

ここで食べてしまい、そのまま眠ると脳はさらに勘違いをします。「活動するために栄養補給をしたのに、その後活動しないということは……きっと明日は食べ物にありつけないのだ。そんな厳しい状況だからあえて今のうちに食べておいたのだ」と勘繰《かんぐ》るのです。

そして、食事にありつけなくても生きていけるように、糖分を中性脂肪に変えて蓄えます。勘違いも甚《はなは》だしい。これで体重が増えていくわけです。

この脳の勘違いは誰にでも起こります。ですが、そこで夜中に食べてしまうか食べずに過ごすことができるかを決める因子があります。それが、睡眠です。

睡眠が充分にとれている人は、夜中に小腹が空いたという反応が出ても、食べずにやり過ごすことができ、反対に睡眠不足の人は、食べてしまうことが明らかになっているのです。

＋夜中に食べると午前中のパフォーマンスが下がる

夜中に食事をしてしまうと、太ってしまう他にも弊害があります。それは、午前中の仕事がはかどらなくなることです。

第4章では、光を中心とした睡眠のリズムについてお話ししましたが、実は、これとは別に独立して体のリズムをつくっているのが食事です。

食事によるリズムは、絶食(何も食べていない)時間が長くなった後からスタートする仕組みになっています。

通常、1日3食とっていたら、夕食から翌朝食までが最も長い絶食時間になります。これによって、リズムは朝食からスタートすることになります。ところが、夜中にお菓子を食べると、お菓子を食べた時間から朝食までの絶食時間が短くなります。これでは、朝食をとってもリズムがスタートしません。

朝から午前中にかけては、最も知的作業がはかどるはずなのですが、なかなか集中できずに波に乗れないまま昼を迎えてしまいます。

たとえば昼食をとって午後の仕事に入り、残業で夜遅く帰宅してから食事をすると、昼から夜までの絶食が長くなります。するとリズムは大幅に遅れてしまい、夕方から夜にかけての時間帯が最も頭が働くようになっていきます。

間食をする習慣がある人に「午前、午後、夕方、眠る前で一番冴《さ》えているのはいつですか?」と質問すると、「眠る前が一番冴えているかも」と答える人が多いです。

これは、朝食後の午前中に頭が冴えるはずのタイミングが、夜食後の眠る前にずれ込んでいるのです。

当然、自律神経の1日のリズムも同調しているので、夜に眠る時間帯に交感神経が高まって第1章のようなサインが出たり、仕事中に副交感神経が高まってぼーっとしてしまうことになります。

これを一気に修正する方法があります。それは、休日の夕食を早めることです。休日の最後の食事をいつもより早く、17時くらいにします。それから何も食べずに過ごし(水分はよいですが)、翌勤務日の朝食をとります。

絶食時間が長ければ長いほど、その後からリズムがスタートする仕組みなので、これを使って派手に絶食時間をつくり一気にリズムを修正するのです。

これは海外出張の時差対策として、機内食を食べずに現地の朝食まで絶食したり、不規則勤務の人が1日2食にして絶食時間を長くするなどの方法で、様々な現場で活用されています。

普段からできることとしては、残業が多い人は分食を試してみましょう。残業前に食事をとることはできますか？　と問うと、たいていの人はできると答えられます。

帰宅が遅くなり夕食が夜食になってしまいそうならば、残業前に食事を済ませておき、帰宅後の食事はなくすか少量にする。こうすることで、朝食までの絶食時間を増やして、リズムの遅れを最小限に抑えてみましょう。

＋夜のお菓子を朝に食べてみる

食事が楽しみな人は、食事を使って自律神経をサポートする方法は向きません。好きなことを我慢するのは、生活習慣をつくるうえで良い方法ではないからです。

もともとは美味しいものを食べるのが好きで食事を楽しみの1つにしているけど、忙しいときでもしっかり高いパフォーマンスを発揮したい、という人は、臨時の方法として、目的を持って食事を変えてみてください。

食事を選ぶ基準は、GI（グリセミック・インデックス）値です。GI値は、その食品を食べた2時間までの間に食後血糖値がどのくらい上がるのかを示しています。食後血糖値が高くなる食品はGI値が高く、食後でも血糖値が上がらない食品は、GI値が低いということになります。

GI値の高い食品をとると体のリズムは大きく動き、GI値が低い食品ではリズムが動きません。ということは、リズムを動かして朝をスタートさせたい朝食にはGI値の高い食品を選び、リズムを遅らせたくない夜にはGI値の低い食品を選べばよいことになります。

夜中にお菓子を食べるとリズムは後ろに動き、眠くなるのが遅くなり朝起きられなくなります。

体のリズムは、起床2時間前にリズムの基準ラインがあります。このラインより前の時間帯に食べるとリズムは後ろにずれて夜更かし朝寝坊になり、このラインより後に食べると朝早起きになるのです。

朝6時くらいに起床する人なら、このラインは午前4時。0時すぎに甘いスイーツを食べる時間帯が唯一の至福。でも、朝型生活にしてバリバリ活躍したい。そんな人は、夜のお気に入りのスイーツを朝イチに食べてみてください。

食べる時間帯が変われば、体にとっての意味がまったく変わります。我慢せずに時間帯を変えることで、楽しみと節制を両立する欲張りを成し遂げましょう。

食品のGI値は、検索をすると調べられます。糖質の高いものや穀物《こくもつ》、脂肪分の多いものは朝食や昼食に、一般的にヘルシーなイメージのある食品は夕食に、という感じで普段、食べているものを「GI値」という基準で並べかえてみると、忙しいときにもしっかり自律神経は働いてくれます。

＋トリプトファンのとりすぎで脳が疲れる⁉

ところで、良い眠りのためには、「トリプトファン」をとるとよいという話を聞いたことがありますか？　自律神経にしろ、睡眠や運動にしろ、健康情報ではとにかくこれを食べればよいという話題が出ると、それに振り回されてしまうこともあるかもしれません。

トリプトファンとは、バナナや牛乳、納豆やみそ汁など大豆食品に多く含まれる栄養素です。トリプトファンがなぜ睡眠に重要だと言われるかというと、夜の眠りに必要なメラトニンの原料になるからです。

朝にトリプトファンを食べると、昼間はセロトニンになって気分を安定させ、夜はメラトニンになってぐっすり眠れる。これが理想的なサイクルです。

ただ、トリプトファンは単に食べるだけでは脳内に取り込まれません。トリプトファンはアルブミンと結合していて、その結合を切らないと脳内に入ることができないのです。そして、アルブミンとの結合を切る役割をしているのがインシュリンです。

インシュリンは、睡眠が不足すると減ってしまうことが知られています。1999年に行われた有名な実験では、20代の健康な人を短時間睡眠にしたらインシュリンが減って血糖値が上がったことが証明され、それまで睡眠とは関係ないと思われていた、身体疾患《しっかん》との関連が初めて明らかにされました。

睡眠不足の生活をそのままに、朝食にいくらトリプトファンをとっても脳に取り込まれません。さらに、トリプトファンを有効に活用するには、遊離《ゆうり》脂肪酸が必要なのですが、これも適度に運動をしないとエネルギー源として代謝されません。食事と運動と睡眠は、それぞれ別々に取り組まれることではなく、すべてつながっているのです。

どれも欠かすことができない、というと改善していくのが難しそうに感じてしまいますが、どれかから始めれば、結局すべて整えられると考えることが大切です。

食事によって睡眠に興味を持つ。睡眠と運動の関係に興味を持つ。「身体ってうまくできているな」と関心を持ちながら楽しんで取り組むことで、これから先、ずっと自分の脳や体、自律神経と協業していくことができます。

ちなみに、トリプトファンがやたらに多すぎると、弊害もあります。トリプトファンから神経毒性を発揮するキノリン酸などができ、グルタミン酸神経系の機能が低下し脳が疲労してしまいます。睡眠不足の生活をしながら朝食にトリプトファンを頑張って食べても、余計に疲れてしまうのです。1点だけを見ず、全体を見ていくことが成功のカギになります。

＋働く人に多い食道炎との関係は？

食事によって交感神経活動は高まりますが、急激に高まることは、体にとって負担です。交感神経を派手に活動させてメリハリをつけることは重要ですが、急上昇急低下は、とても負担が大きいです。この急上昇急低下が、食事によって引き起こされてしまいます。

あなたは、早食いの傾向がありますか？　早食いをして交感神経が活発になると、炎症反応が起こります。忙しいときには、早食いをすることは避けられないのですが、休日などでも知らないうちに早食いをすることが習慣づいてしまうと、共通する反応が起こります。それは食道炎です。

実は、食道炎は働く人たちにとても多く見られます。食べ物が胃まで送られるときに使われるのが食道ですが、この食道に炎症が起こると、食後に咳《せき》が出るようになります。

食事をすると咳が出るのが慢性化していくと、食事をしていないときにも咳が出るようになってしまいます。

そういえば、新幹線や飛行機で食事をしている人を見ると、咳き込むことがとても多いのです。忙しく移動する人はどうしても早食いになりやすく、食道炎になりやすいという証明ではないでしょうか。また、睡眠不足の人が、食道炎になりやすいというデータもあります。

この対策は、第1章でもご紹介した、食事中に箸を置くことです。とにかく早食いというのは、脳が手の動きを覚えてしまったことが原因なので、時間がないことだけが問題なのではありません。

食事中に箸を置く。または、一口を少なくして嚙む回数を増やしてみましょう。箸やスプーンで1回にすくう量を減らすと自然に嚙む回数が増えます。一口で食べていたものをわざと途中で嚙み切って二口で食べる。まずはここからチャレンジしてみましょう。

＋野菜を先に、炭水化物をあとに食べる

最近、栄養学の中でも時間生物学に基づいて「いつ食べるのか」という食べる順番で栄養の意味が変わるという認識が定着しつつあります。

あなたも、「野菜から食べましょう」「ご飯などの炭水化物を最初に食べずに、先におかずを食べましょう」ということを聞いたことがあると思います。

食事の順番は、ダイエットが目的で話されることと、もう1つ深く関係することがあります。それは、食後の眠気です。

第4章の睡眠の話で登場した睡眠―覚醒リズムによって、私たちの脳は、1日に2回、起床から8時間後と22時間後に眠くなる仕組みになっています。特に、昼過ぎの眠気は食後だからだと考えられがちですが、これは食事とは関係がない、生体リズムだということが明らかになっています。

しかし、午後に耐えがたいほどの眠気があったり、仕事中に意識が遠のくことがある

など、日常生活に支障をきたすような眠気がある場合は、眠気を余計に強める食事のとり方をしていることを疑いましょう。

あなたの目の前に、とんかつ定食があるとします。ごはん、とんかつとキャベツ、おしんこ、みそ汁。あなたはまず、何から手をつけますか？　いつもの食事場面を振り返ってみてください。

もし、最初にパクパクっとごはんを口にするという人は、それが午後に眠くなる原因である可能性が高いです。

空腹時に最初に食べる栄養素が、体にとって最も高い影響力があります。最初にごはん、つまり炭水化物を食べると、グルコースが急激に増えます。これをもと通りにしようとインシュリンが糖分を急激に分解します。これが行きすぎてしまって、低血糖になります。

低血糖による眠気とは、ぼわーっと力が抜けてやる気が起こらなくなってしまったり、ぜんぜん眠くないのにいきなりガクッと寝落ちするような感じです。これは、炭水化物を最初に食べてしまったことが原因なので、炭水化物より前に何か口に入れるようにしてみましょう。

炭水化物を最後に食べることは、「カーボラスト」というキーワードで推奨されていますが、いきなりそれを実行するのは抵抗があるかもしれません。

まずは、空腹時に最初に炭水化物を食べずに、何か別の物を口に入れてから炭水化物を食べるようにしてみましょう。

コンビニやサービスエリアでの食事では、つい炭水化物中心になってしまいがちです。バナナや大豆由来の栄養補助食品などを食べてから、炭水化物を食べるようにしてみると、その後の急激な眠気を軽減することができます。

＋不規則勤務の人のドカ食いを防ぐ方法

交代制勤務などで不規則な生活になりがちな人は、夜勤明けに猛烈な食欲に襲われた経験がありませんか？　自分でも食べていることに気づかないくらい、衝動を抑えられないように食べてしまいます。これは、気づいたら食べているという感じなので、自分でやめようと思っていてもなかなか脱却できません。

食べてしまったことに罪悪感を抱くと、また罪悪感の悪循環にはまることになります。これは、あなたの性格や意志力の問題ではなく、オレキシンという物質による摂食亢進作用です。

オレキシンとは、脳を目覚めさせる物質です。脳を目覚めさせる物質は複数ありますが、オレキシンの特徴は食欲と関連があることです。そもそも、動物が飢《う》えを防ぐために食べ物を探しにいくときには、しっかりと脳を目覚めさせておく必要があります。この仕組みは人間も同じで、オレキシンが増えると食欲が増す。食べるとオレキシンが減り、眠くなるという仕組みです。

夜中にお腹が空いて眠れない、という経験をしたことがありますか？　脳が鎮静されるはずの夜中にスマホやゲームなど脳を覚醒させることをしたり、仕事モードから休みモードに切り替わらず交感神経が活発なままでいると、オレキシンは減りません。するとヽ食べるように促されてお腹が空いたと感じてしまう。これは先ほど、レプチンとグレリンというホルモンの作用と関連しています。

お腹が空いて眠れないという人は、0時前くらいに小さじ1杯のごはんをマイクロおにぎりにして、口の中でどろどろになるまで噛んでみましょう。噛んでいるとグルコースが吸収されやすくなり、「食事をした」という情報が脳に伝わります。

これでオレキシンが低下するので、実際に夜食を食べてしまうよりは、かなりカロリーを少なくすることができます。

不規則勤務後には、妙に目が冴えてハイテンションになります。脳が弱っているので外敵に襲われる危険性が高い。それを防ぐために過覚醒状態になっているのですが、そんなときはオレキシンも一緒に増えています。それでドカ食いをしてしまうのです。

不規則な勤務の人がドカ食いを防ぐ方法があります。それは、完全休養日の睡眠を充実させることです。

私は、様々な工場や現場で不規則な勤務をする人たちが安全に業務ができるようにシフトを調整したり、眠り方を工夫する交代勤務対策を研修していますが、すべての不規則勤務に共通する対策があります。それは、不規則勤務とは関係がない、休日の夜の睡眠を充実させることです。

なんだそんなことか？ と思われるかもしれませんが、不規則勤務者が不調をきたす一番の原因は、休日や日勤の睡眠が乱れることです。ようやく眠れる時間がきたのになぜ乱れるのか。それは、その時間しか自分の自由になる時間がないからです。

自分の自由になる時間で好きなことをしたり、リラックスした時間を過ごそうと、30分、1時間就寝を遅らせる。これによって、基礎的な睡眠の力が落ちてしまいます。先ほどの夜中のお菓子の話でも同じですが、基礎となる睡眠の力が落ちてしまうと、不規則なリズムに乱されたときにダメージが大きくなってしまいます。

このように完全休養日の睡眠を充実させることで、他の日も元気に過ごせる体をつくることができます。まずは、今週の完全休養日だけ睡眠強化日として試してみましょう。

実践編

第7章

「温めて冷やす」で自律神経を整える

＋汗には2種類ある

運動部の学生ならともかく、社会人になると、汗をかくということにあまりいいイメージを持たなくなります。

仕事できちんとした格好《かっこう》をしなければならないので汗染みを防ぎたい、営業回りで汗だくになって電車で体が冷えるのを防ぎたいなど、汗をかくことになんらかの対策をしなければなりません。そうなると汗をかかない方がいいな、と思うこともあるかもしれません。

もともとの汗の役割を知ると、あなたの「汗」に対するイメージも変わると思います。汗は、私たちの生命維持のための体温調節だけでなく、作業効率を高めたり、ミスを防ぐなどの働きも担っています。

人間が持つ汗の出口である汗腺には、アポクリン腺とエクリン腺があります。主に性行動や皮膚の保護を行うアポクリン腺は、人間の場合は退化して前頭部、わきの下、陰部などに限られていて、その代わりにエクリン腺は発達して全身に分布しています。

アポクリン腺からの汗は粘っこく不透明で、エクリン腺からの汗は粘りが少なく透明です。私たち人間は、全身のエクリン腺から1時間に最大4リットルも発汗することができます。

人間からもフェロモンが出る？

アポクリン腺は、わきの下などに存在する汗腺の一種で、脂肪、たんぱく質、ステロイドホルモン等の体内代謝産物を分泌しています。この腺は、性ホルモン受容体が発現しているので、腺からの分泌物の量や成分は、常に性ホルモンにコントロールされています。

分泌された物質は、皮膚の上に常に存在する細菌に分解されて、強い臭いを放つ物質に変わります。その中のアンドロステノンは、尿のような臭いを持つ物質でフェロモンのような効果があると考えられています。男性の腋の下に多く分泌され、男性を特徴付ける臭いのひとつと言われています。

この臭いに対して、女性の脳の視床下部だけが反応した、という結果が得られていま
す。また女性は、この臭いへの感受性が排卵期にピークに達することも明らかになって
います。次に、面白い実験があります。男性が女性に対して性的な妄想をしているよう
な状態は、そのことが女性にバレてしまうというのです。どうやらこれは、臭いでバレ
ていると考えられています。

女性は、排卵期にこの臭いをより強く感じることで、男性をより魅力的に感じている
可能性があり、一方で、男性が浮気をしていることがバレていないと思っていても、女
性は臭いできっちりと感づいているともいえます。

また、女性ホルモンのエストロゲンが分解されてできた物質では、男性の視床下部の
み、活動が高まった結果が得られています。反応が見られた視床下部は、自律神経の中
でも生殖に関するホルモン分泌に関与していることから、フェロモンのような役割をし
ているのではないか、と考えられています。

このように、アポクリン腺からの汗は、私たち人間が子孫を残すという根本的な目的
の役を担っています。

＋汗をかくことで作業が正確にできる

一方、エクリン腺からの発汗の目的は、大きく3つに分けられます。精神性発汗、体温調節を担う温熱性発汗、味覚性発汗です。これらエクリン腺からの発汗を支配しているのが、交感神経です。

精神的に緊張したり、ボクシング中継などの緊迫した接戦を観ている場面は「手に汗握る」と表現されます。手のひらや足の裏にかくこのような汗は、精神性発汗と呼ばれますが、実は本来の目的は単に滑り止めだと考えられています。

長い尻尾を木に巻きつけて移動するクモザルは、尻尾にエクリン腺が発達していて、移動するとき「落ちてはならない」という交感神経の高まりによって発汗して滑り止めの役割をするのです。これは、私たち人間も同じで、慎重に作業しなければならないときには手のひらや指先に汗をかき、その作業中につかんだ物が滑り落ちてしまうことを防いでいます。

たとえば、手縫いの作業をしたり斧《おの》で薪割《まきわ》りをするような場面では、この恩恵を受けていることが実感できるのですが、スマホやPCのキーボードをたたく作業でさえも、手が乾燥して操作ミスをすることが防がれているのです。

精神性発汗というと、ストレスがかかっているとか緊張していると意識して、ますます緊張が高まってしまいます。しかし、これが滑り止めの機能だと分かると、人間本来のあり方に気づいて気持ちだけが焦っていることが滑稽に感じられるはずです。

「悩んでいるよりは手を動かそう」ということもよく言われますが、ストレスで悩んでいるとき、私たちの体では、交感神経活動によって手作業ができる準備を整えているので、素直にそれに従った方が物事がうまくいく、ということでもあるわけです。

温熱性発汗は、手のひら、足の裏以外で行われる発汗です。体温調節のために汗をかくというと、睡眠中に汗をかいて放熱することで、深部体温を下げてぐっすり眠る働きが重要です。運動をしているときにかくさわやかな汗も、もちろん体温調節が目的です。他には、プレゼンテーションで相手の反応が悪かったり、まったく想定していなかった質問をされると緊張して頭や額、わきの下にじっとりと汗をかくような、仕事で冷や汗をかく、という経験があると思います。

これは、脳の活動が急激に活発になって、上昇した脳の温度を冷やすための汗です。わきの下も、太い血管が皮膚に近いところを通っているので、この位置で汗をかくことで効率よく体を冷やすことができます。

運動もしていないのに急激に大量の汗をかくと、汗が蒸発するときに生まれる気化熱で体の表面の温度が奪われて冷えます。急に汗をかくので急に冷やされて寒気を感じるので、冷や汗と呼ばれるわけです。

また、辛いものを食べたことで汗をかくこともあり、これは味覚性発汗と呼ばれます。このように見ていくと、交感神経の活動は興奮する状態に目が行きがちですが、同時に「発汗」を媒介にして興奮を鎮める働きをしているのです。

＋身体をふるわさずに熱をつくる褐色脂肪組織

第6章で、脂肪の役割について話しました。脂肪は単なるダイエットの敵ではなく、体重をコントロールする役割を持っているわけですが、ここでは熱を生み出すとお話しした「褐色脂肪組織」についてもう少し詳しく見てみましょう。

褐色脂肪組織は、褐色脂肪細胞を主体とする血管の豊富な組織で、交感神経に支配されています。細胞内に多数のミトコンドリアがあることが特徴です。褐色脂肪組織は、自らの細胞内の脂肪を使って熱をつくる熱産生専門の細胞です。

人間では、赤ちゃんの時期に褐色脂肪細胞が肩甲骨、首、胸、脊髄などに配置されていて、脊髄の温度が低下するのを防いでいます。これは、体をふるわせて熱をつくることができない、赤ちゃんの時期に、体温低下を防ぐための仕組みです。

成長してふるえることによって熱をつくることができるようになると、褐色脂肪細胞の役割は減っていきます。代わりに増えてくるのが、脂肪を貯蔵する白色脂肪細胞です。これは、細胞の大部分が脂肪で占められていて、エネルギーを産み出すミトコンドリアは少ないです。

実は、やせている人は、褐色脂肪細胞が発達していることが明らかになっています。効率的に熱を生み出すことができるので、少しの運動でも代謝が促進されて、結果的に体重が減りやすい体になっているのです。

そして、褐色脂肪細胞は、寒い環境下で増えることも明らかになっています。肩甲骨や背中に配置されていて、寒い時季の運動によって増えます。この条件から何か思い出しますか？　子どもの頃に、乾布摩擦ってやりませんでしたか？　寒いときにわざわざ薄着でタオルを持って背中やら腕やらをごしごしこする。決しておしゃれな感じはしませんが、褐色脂肪細胞を増やす条件を満たした行為で、自律神経の機能を高めてハイパフォーマンスを発揮するための理想的なエクササイズです。

褐色脂肪細胞を増やすことに着眼したエクササイズはたくさんあり、主に背中や肩甲骨周りをしっかりと使う内容になっています。

寒い時季の運動習慣が、私たちのエネルギー産生を大きく左右しそうです。体が縮こまりそうな冬の時季こそ、ウィンタースポーツを始めてみる動機にしてみてはいかがでしょうか。

＋寒さ自体にも強くなる

あなたは、寒い季節は苦手ですか？　冷え性の人にとっては、寒い季節は万全の準備をして臨まないといけないと思います。では寒さ自体に強くなることは、できるのでしょうか？　褐色脂肪細胞は、寒い環境で増えるので、ふるえずに熱を生み出す能力は、寒い環境にさらされるほど高くなるようです。

でも、寒い季節にただ寒い格好をしていると、風邪をひいてしまうだけです。寒さに強くなるには、ふるえて熱を生み出す「ふるえ産熱」の能力も高めなければなりません。自律神経は季節で働きが切り替わるので、寒い季節には交感神経が活発になります。交感神経が急激でなく自然に活発になれば、それだけ寒さに強いということです。

これには、運動習慣が関係します。運動、特に持久走を続けることによって、最大酸素摂取量が増大しますが、このような人が寒い環境にさらされると、体温の低下が抑えられる、つまり、耐寒性が高まるという報告があります。

これは有酸素運動能力の向上が、寒冷環境下での代謝性熱産生に有利に働くためと考えられています。有酸素運動をする習慣がある人は、寒冷環境にさらされたときに、ふるえ始める皮膚の温度が高く（寒さを感知して対策をするのが早い）、体温調節反応の感度が良いという結果もあります。つまり、運動によって寒さにも強くなるといえるのです。自律神経にとっては、冬こそランニングシーズンといえそうです。

＋足首を温めて深部体温を下げる

根本的には、運動する習慣をつくることで体の熱産生能力を改善していくことが望ましいのですが、体が変わってくるまでには時間が必要です。それまでの間、外から温めて冷やして自律神経の働きをサポートしてみましょう。

睡眠の章でもお話ししたように、体温調節の基準値である深部体温にはリズムがあります。この深部体温が下がる時間帯にしっかり下げれば、朝から深部体温は上がりやすくなります。深部体温リズムの勾配が強くなれば、それだけ体温調節の機能は高まります。

そこで、眠り始めの深部体温をしっかり下げてみましょう。とはいっても、身体を冷やすという意味ではありません。温めることで汗によって放熱し、身体の内部の温度を下げるのです。まずは、眠る前に足首を触ってみましょう。もし、足首が冷たければそれはそのまま眠っても「深くは眠れない」サインです。

私たち人間は、足首が温まると足の裏に汗をかきます。この汗が蒸発すると、気化熱で血液の温度が下がります。温度が下がった血液が内臓を巡ると深部体温が下がります。これが、私たちが眠るときに体が行っている体温調節です。これをサポートすることができれば、睡眠中の深部体温をしっかり下げることができます。

入浴することで充分足首は温まるので、浴室から出たらレッグウォーマーを履《は》いて足首を保温しましょう。足首には、筋肉がありませんので、いったん冷えてしまうと、発熱することができません。眠る前に、足首が冷えないようにすることが大切です。

ただ、靴下を履いてしまうと、足の裏の汗が蒸発しなくなってしまうので、足先か足の裏半分は露出されていることが理想です。

入浴はせずにシャワーだけで済ますという人は、両足首に10秒ずつシャワーを当ててからシャワーを終えましょう。10秒当てれば足首は温まります。足首を温めて眠ったときと、温めずに眠ったときでは、目覚めたときにスッキリする感じが違うはずです。

どんな方法でもよいので、眠る前には足首を温めて放熱を促しましょう。

＋大脳の温度を管理する

もし、寝つけないことがあったら、それは悩み事や考えごとのせいではなく、「大脳の温度が高い」ということです。

第1章で、口呼吸になっていると大脳の温度が下がらずに深い睡眠が得られないことをお話ししました。人間は、鼻呼吸によって大脳の温度を下げる仕組みになっているからです。これをサポートするために、眠るときに大脳を直接冷やしてみましょう。保冷剤などを使って、耳から上の頭を冷やして眠ります。大脳は、周りに筋肉や脂肪が少ないので、直接外からの温度に影響を受けやすい器官です。

たとえば、乾いたタオルや軽く霧吹きをしたタオルを冷凍庫に入れると、冷たいタオルが出来上がります。これを、枕の上半分くらいに敷いて眠ってみましょう。眠り始めに大脳を冷やすことができれば、それで用は足りています。タオルは最初だけ冷たく、徐々にもとの温度に戻るので、それで大丈夫です。

はっきりと冷たさを感じた方がいい人は、保冷剤を使ってみましょう。熱を吸い取るジェルシートでは、脳の温度は冷えないので、実際に冷たい物を当てます。

ただし、耳から下の首の部分は冷やさないようにしましょう。のちほどお話ししますが、首が冷えてしまうと、副交感神経の活動が抑制されて逆に目が覚めてしまいます。実際にやってみると、枕の真ん中に冷たい物を置いて首の位置に当たる方が収まりがよい感じがしますが、これでは逆効果です。上にずらしてみて、頭の上の方だけ冷えるようにします。眠る前に、画面を見る習慣がある人は、耳から上の頭を冷やすことを、ぜひやってみてください。

テレビやスマホ、タブレットやPCなど、画面を見ると脳の温度は上がります。眠る前に画面を見なければよいのですが、前にもお話ししたように、これをやめるのはかなり難しいです。そんな場合は、画面を見て温度を上げたならば、下げてから眠る。こうすることで、大脳の温度を管理してみましょう。

＋就寝前に首と仙骨を温める

寒くなると、夜中にトイレで目覚めてしまう。もしそんなことがあったら、眠る前に骨盤の真ん中にある仙骨を温めましょう。

寒くなると交感神経活動が高まります。腎臓の働きを担う腎臓交感神経の働きも高まります。すると、腎臓が尿をつくりすぎてしまいます。これによって夜中にトイレのために目覚めてしまうのです。

これを防ぐには、就寝前に副交感神経の活動を高めて交感神経を低下させましょう。副交感神経が集まる副交感神経節は、首と仙骨にあります。仙骨は、大腸や膀胱の活動を司《つかさど》っているので、この部位を温めて神経活動を活発にすると、腎臓交感神経の活動を抑制させて必要以上の排尿が起こらないようにすることができます。

やわらかい湯たんぽや、レンジでチンするホットパックなどを使ってみましょう。

ソファに座ってテレビを観る時間があったら、ソファの上に温かい物を置いて仙骨を温めてみましょう。就寝30分前くらいから温めるのが最適ですが、忙しいときには、ベッドで横になったときの仙骨の位置に湯たんぽを入れておき、就寝時に仙骨が温まるようにしても大丈夫です。

ただ、温め続ける必要はありません。カイロを貼ったり、電気あんかなどで温め続けるのは避けましょう。深く眠るためには、体は放熱して深部体温が下がる必要があるので、人工的に温め続けるのではなく、時間が経つと冷める物を使ってみましょう。

仙骨が排泄に関わるのに対し、首の副交感神経節は、目や唾液、また迷走神経を介して心拍や呼吸、胃の働きを司っています。なんだか、ストレスによってダメージを受ける部位ばかりな感じですね。

実作業なく交感神経活動が高められたことによって、これらの機能に負担がかかったら、就寝前にはバランスをとるために、首を温めてみましょう。

睡眠中には、寝返りを打って体とパジャマの間の空気を換えることで体温調節をしています。首に温かい物を巻くときには、これを邪魔しないために、首元にぴったりとフィットさせず、ゆるく巻いて放熱を妨げないようにしましょう。就寝時に使う「おやすみマフラー」などもおすすめです。

実践編

第8章

乱れない心をつくる

＋自律神経から心の動きが分かる

本書の最後に、私たちの心と自律神経との関連を見てみましょう。自律神経は生理学的な機能ですが、心理学的な現象にも影響を与えています。

たとえば、「目を輝かせる」という言葉は、交感神経活動が高まったことにより瞳孔《どうこう》が散大して黒目がちになったことを示していますし、「心がときめく」のも心拍数の増加のことを示しています。古くから使われている心の動きを表現した言葉の裏づけとして、自律神経の働きがあり、心と自律神経の関係は、科学的にも明らかにされてきています。

悲しいときには、「心が痛む」と言いますが、心が痛んでいるときに実際脳ではどのようなことが起こっているのでしょうか？　これを調べた研究があります。

脳には、体をどこかにぶつけたり、腰痛など慢性的な痛みがあるとき、また、内臓の異変を感知したときや温度の変化やかゆみなどを感じたときに活動する島皮質《とうひしつ》という部位があります。

この部位は、自分自身が痛いときだけでなく、親しい人が痛みを感じている場面でも活動することが明らかになっています。つまり、実際には起こっていない痛みにもかかわらず、実際に痛かったときと同じ脳の活動が見られるのです。

脳画像を使った実験では、「今、悲しいですか?」という問いと、「今、心拍が速いですか?」という問いの両方で共通して活動していたのが島皮質でした。島皮質は、心理学的な反応と生理学的な反応を結ぶ役割をしていると考えられます。

また、島皮質の容積が小さいほど不安や抑うつ傾向が強いことも明らかになっています。心と体がちぐはぐな反応を示すときは、島皮質がそれらをうまく結ぶことができていないのです。

通常、脳は自律神経によって身体の変化の情報が伝えられることで、実際に今自分に起こっていることを把握することができます。その反応に基づいた感情だけが生み出されていれば、憶測だけの不安に苛《さいな》まれることはありません。

自律神経の情報は、まぎれもない現実です。自律神経が届ける情報によって、私たちは、深い悩みごとから現実に戻ることができます。

＋自律神経を他人ごとのように観察する力

私たちの悩み事は、脳内で勝手につくられた仮想現実です。たとえば、上司から「お客さんからクレームが入っていて、要求に応じることはできないけど、うまく対応して鎮めておいて」といわれたとします。事実であるのは、「お客さまと話をして、要求どおりにはできない事情を伝えて理解してもらう」ということです。

しかし、この上司がこれまでにも同じような難題を振ってきたり、信頼できない言動をしていると、私たちの脳は「嫌がらせをされた」と感じます。嫌がらせをされたかどうかは、事実確認ができません。これは、私たちの脳が過去の感情的な記憶から勝手につくり上げた仮想現実だからです。

この仮想現実が私たちの悩みの種なのですが、実際には起こっていない脳内での話なので、これに振り回されてはなりません。そこで脳内の仮想現実から、一歩外へ出る能力を身に付けておきましょう。

この能力は、「メタ認知」と呼ばれます。メタ認知は、1970年代から研究が盛んに行われた概念で、フレーベル(1976)によって名付けられました。メタとは、「高い次元の」という意味で、高い次元の認知とは、自分の認知活動を認知している状態、つまり、考えることについて考える働きです。

メタ認知は、大きく「モニタリング」と「コントロール」という2つの働きをしています。自分が今、何を考えているのかをリアルタイムで把握する。これがモニタリングです。そして、その考えがちゃんと目的に向かっているか、脱線していないかを見極め、必要に応じて修正を加える。これがコントロールです。この2つの働きによって、私たちは、脳内の仮想現実から出て、外から俯瞰《ふかん》することができます。

脳の部位としては、前頭前野が関わっていると考えられています。脳損傷では、自分がある能力を失っていることがまったく把握できない病態失認《びょうたいしつにん》という現象が見られたり、精神疾患では、自分と他人との境界がなくなってしまうことがあります。

これらは、内側前頭前野の働きが低下していることが明らかにされていて、メタ認知を失った状態だと考えられています。

本書を読み進めていただいたあなたは、もうお気づきかもしれませんが、本書は、自律神経という自分に備わった機能を、外から眺め直すことで上手に付き合っていくことを目指しています。つまり、メタ認知を使っているのです。

自分の脳と身体の仕組みをあらためて知ることで、それをあたかも他人事のようにとらえ直すことができると、メタ認知が使えるようになります。

「やばい！　どうしよう！」という感情は、自律神経の反応に振り回されていますが、「今、私は焦っているんだ。こういうときは必ず些細なミスをするから注意しよう」と自らの自律神経の反応を外から眺めることができれば、どんな場面でもうまく対処することができます。

企業の経営者や多くの人たちを率いるリーダーは、自分の欲求から離れて、目標のために行動をしなければならないので、高いメタ認知能力が求められます。逆に、自分は欲求に負けて目標を果たせなくなりがちだと自覚のある人は、メタ認知をトレーニングすることがおススメです。

自分の目標を達成し、自分らしく生きるためには、脳内にいる、「もうひとりの自分＝メタ認知」の働きがカギになるのです。

＋メタ認知を日常的にトレーニングする

メタ認知は、プランを立て、実行しながらプランを修正していく過程で使われます。将来のプランを練ったり、部屋の模様がえをするように「きっとこうなるから、こうしておこう」と考えているときに、メタ認知が働きます。自分はこうありたいと描きつつ、今の自分を振り返り、軌道を修正する、モニタリングとコントロールの作業です。

メタ認知の能力を高めるには、工夫したことが結果に表れやすい作業をするのが最適です。自分の工夫が結果につながる体験を仕事の中で得られれば最高ですが、なかなか自己裁量でできる仕事ばかりではないと思います。そんなときは、仕事以外の場面で、自己裁量で結果が出せる作業を確保しましょう。

たとえば、料理、ガーデニング、ゴルフ、キャンプ、写真などの趣味活動。他人に自慢したくなるような華やかな趣味である必要はありません。洗濯、整容《せいよう》、靴磨きなど日常行為でもいいです。本気でやれば一筋縄《ひとすじなわ》ではいかないけど、工夫すれば結果に反映される活動が適しています。

気持ちが焦っていたり、欲張ったりするとうまくいかなくなる作業をしているときには、脳の中では、プランを立て、それに向かう中で、自分の行動を監視します。こうして、メタ認知は鍛えられるのです。

この作業をうまく生活に取り入れられると、自分のメンタルのコンディションを測る基準になります。集中できていないときは、自律神経のバランスが悪いのです。バランスを修正するためには、まず、その乱れに気づかなければなりません。ただ、冒頭からお話ししているように、体調の変化に気づくことは、とても難しいです。

自分の自律神経のバランスを図る作業が決められると、その作業の出来具合いをとおして「もうひとりの自分」を登場させることができます。

＋緊張とお腹の不調はセロトニンのせい

メタ認知ができてくると、「自分の性格だ」「自分は昔からそうだ」と思い込んでいたことも、あながちそうでもないことが分かってきます。大事なときに限ってお腹が痛くなる。緊張してしまうなんて、心が弱い。そんなふうに考えてしまうと、この先も同じことを繰り返していくことになります。

緊張するとお腹が痛くなる仕組みを分解してみましょう。まずこれは、セロトニンという神経伝達物質の作用です。私たちは緊張すると、腸管粘膜からセロトニンが放出されます。すると腸運動が誘発される。これは、交感神経の働きによって、体内のエネルギーを効率よく使おうとしている反応です。

ところが、精神的に緊張しているだけで体の動きを伴っていないと、腸の運動だけが盛んに行われるので、お腹を壊し、下痢になってしまいます。

さらに、腸で分泌されたセロトニンの情報は、自律神経を介して脳に伝えられます。脳ではこれを「腹痛」と認識します。この痛みを認識したときに、「あっまずい。お腹が痛くなってきた……。なんでこんなときに……」と焦ってしまうと、交感神経はさらに活発になって下痢がひどくなります。これを「性格だ」と決めつけてしまうと、いつまでも悪循環から脱却できなくなってしまいます。

交感神経とセロトニンの働きは、身体が必要としている自然な現象ですが、それを悪循環にしているのが脳の認識です。腹痛を感じたときに「この状況が苦痛だ（なぜならお腹が痛いから）」と認識してしまうことで悪循環がつくられているのです。

自律神経の働きを中心にとらえ直してみると、セロトニンによる腹痛が起こったときは、体内のエネルギーを残らず使おうという自律神経側の「気合い」が感じられます。

これは「勝負の場面で、自律神経もそのつもりで臨んでいるのだ」ととらえてみましょう。腹痛は自律神経が臨戦態勢になったサインでもあるのです。

＋感情が反応する前に自律神経が反応している

自律神経を中心に考えることで、感情に振り回されるのをやめる。これは、企業での交通事故防止の研修場面でも有効に活用されています。

「交通事故を起こすのは焦っているからだ」と現場では認識されていて、事故を起こしたドライバーには、「焦らないで気持ちに余裕を持って運転しなさい」と指導されます。ただ、気持ちに余裕を持とうと思って持てるならすぐできるはずですが、具体的に何をすればよいのか、はっきりとしません。

この問題を解決するために、ドライバーの方々とディスカッションを重ねた結果、ある考え方が、ドライバーの考えを変えるきっかけになりました。

実は、男性にとって、怒るということは、血圧が上がるということです。激しく怒ったことで、心筋梗塞や脳卒中になり倒れてしまうのは男性に多く見られますが、女性にはあまり見られません。これは、男性と女性の生物学的な違いが関係しています。男性は、感情的になるとそれが血圧に影響しますが、女性は感情的な反応があって一時的に血圧が上がっても、その後は速やかにもとに戻ります。

男女で言い争いをすると、女性は言いたいことを怒鳴れば、その後は割とケロッとしています。ところが男性は、いつまでも根に持って蒸し返すとか、しばらく口をきかないというような様子が見られます。男性は、怒りによって血圧が高まり、その高い血圧が維持されることで怒りが維持されてしまう仕組みになっているのです。

このような研究結果をドライバーの方々にお話しすると、「そうか、運転中に毒づいたりイライラするのは、高血圧に悪いのか」と気づかれました。

メンタルの問題だと思うと実体がなくて分かりにくいものが、自律神経を介してフィジカルの問題だと思えば分かりやすい。高血圧が、長い職業人生を送ることにとって悪いことは誰でも分かるので、この仕組みを知ることがきっかけで、感情をコントロールする「意味」が理解されたのです。

意味も分からずに感情をおだやかにしなさい、と言われるのと、自分にとっての意味が分かるのとでは、大きく違います。

これもメタ認知です。「イライラ運転はやめよう」ではなく「今、イライラしてるわ。血圧上がるから流しとこ」。こんな感じで自分のことを俯瞰することが大切です。

＋怒るとすぐに手が出るのを防ぐ

もう少しシビアな場面では、家庭内暴力も同じような構造で起こっています。

私たちの脳が、「美しい」とか「醜い」と感じたとき、どのように反応するのかを調べた研究があります。

美しいと感じたときは、前頭葉の一部である眼窩《がんか》前頭皮質が活発になりました。この部位は、「報酬系」と呼ばれています。ドーパミンという物質が分泌されて、行動が強化される、つまり、同じことをするように脳から命令が出されるのです。綺麗な人を見たら、思わず振り返って二度見してしまった。これが、報酬系による反応です。

一方で、醜いと感じたときの脳の反応はというと、左側の運動野が活発になりました。これは、右手を動かす部位です。これが、感情的になるとすぐに手が出てしまう仕組みです。

本来は、生存戦略として、自分に害があると感じたら、それを防いだり回避するために備わっている仕組みだと考えられています。ところがこれが、いったん相手を醜いと感じてしまうと見るだけで手を上げてしまう、家庭内暴力の仕組みとして機能してしまうことがあるのです。

ただこれも、「醜いと感じた」という感情の段階で気づいているのでは、遅いです。もっと早い段階、つまり自律神経の動きの段階で自分の変化をつかまえることができれば、勝手に左運動野から右手で殴れという命令を出すのを防ぐことができます。

私たちは、複雑な感情を持っていますが、その前に起こる自律神経の反応はもっと単純にとらえることができます。それは「びっくりした」という反応です。

先ほど上司から無理な指示をされた例を出しましたが、脳内の仮想現実では、「嫌がらせをされた」「嫌われている」「自分の容姿が悪い」「上手にやる部下が憎い」などなど、感情を挙げていくとたくさん挙がりすぎて切りがありません。そのややこしくからみ合った感情をコントロールしようとするのは、とても難しいので、この感情の出発点である自律神経の反応のところでつかまえてしまいましょう。

私たちが、なんらかの負の感情を抱いたとき、それは「びっくりした」ということなのです。予想外のことが起こったということです。自律神経は、フィードフォワードの仕組みで、常に未来を予測しながら活動しています。ところが、そのフィードフォワードの読みが外れてしまうと、フィードバックの仕組みで交感神経を急発進させなければなりません。この反応によって心拍が上がったり呼吸が止まります。

私たちは、それを受けて「後付けで」感情をねん出します。つまり、私たちが抱く感情は、自律神経の読みが外れたことへのつじつま合わせなのです。

これを理解したうえで、これから先、あなたが負の感情を抱いたら、「あっ、今私はびっくりしたのだ」と気づいてください。予想外のことが起こって、自律神経が慌《あわ》てて準備をしている。ただそれだけのことです。

あなたが仮想現実で自分を非難したり、他人を侮辱《ぶじょく》する必要はありません。自律神経が動いたところでつかまえる。これができると、物事は一気にシンプルになっていきます。

＋相手の肩書を見ると緊張してしまう

私たちの緊張や怒りは、自律神経の読みが外れた結果だ、ということが分かったところで、その自律神経が、早めに修正をかけられるように情報を届けていきましょう。

ビジネスの場面で、名刺交換や、挨拶をするときにしばらく待たされて他人に取り次がれたりすると、その相手の肩書や地位の高さを感じて緊張してしまう、ということがありませんか？　この悩みは、男性に多く見られます。女性はというと、自分より肩書が上の相手に対しても、屈託《くったく》なく話せることが多いです。これもまた、男性と女性のもともと備わった能力の差です。ということは、女性が無意識で使っているある方法を、男性が意図的、技術的に使えるようにすればよいわけです。

実は、この男女の差は、相手の表情を読み取る能力の差の表れです。表情を読み取るテストを実験すると、男性の脳は、女性の2倍も働きが活発になっていることが明らかになりました。

ところが、正答率は女性の方が上です。脳は、その能力が成熟していくほど、活発になる部位が少なくて済むようになっていきます。男性の脳は、無駄に頑張っているだけで成果が伴っていないことが分かります。

表情を読み取る能力は、自律神経に対してどれだけ情報を届けられるか、という能力を示しています。相手の表情の観察ができないと、自律神経としては情報不足。フィードバックで得られる情報が少ないので、フィードフォワードの予測も外れてしまい、交感神経が急発進して無駄に緊張していきます。このとき男性が得ている情報は、名刺に書かれた肩書や、周りの人たちの対応です。

相手がどんな人間かという情報が得られずに、相手がどんな社会的地位かという情報だけが自律神経に届けられるので、どんどん緊張は高まっていき、しどろもどろの会話になってしまいます。

これが、男性が肩書で萎縮《いしゅく》してしまう仕組みです。では、女性はこのときに何をしているのでしょうか？　女性の会話には、男性にはあまり見られないある共通点があります。それは、相手に対する質問です。

男性の会話では、「それはいいですね」「それはつらいですね」と、とかく相手の話を自分の価値感で「判断」してしまいます。これでは、相手の表情に注目もしませんし、相手の情報も得られません。

女性の会話では、判断をせずに「どんな感じなのか？」と相手が感じたことを問いかけていることが多いのです。これで、相手の表情の変化や声の調子などへの注目が高まり、情報が豊富に得られれば、フィードフォワードの読みも外れないので無駄に緊張せずに済みます。

挨拶後の世間話で、相手の話に対して「そんなときどんなふうに感じるんですか？」と聞いてみましょう。

最初はやりにくいかもしれませんが、普段の雑談場面で、相手の話を「それはダメだろ」などと判断しそうになったら、一言「そうするとどうなるの？」と言ってみましょう。きっと、これまでとはまったく違う相手の情報が得られて、自分もリラックスして会話できるはずです。ぜひ、試してみてください。

＋競争に巻き込まれないために

どうしても周りの人に振り回されて感情的になってしまう、という人もいると思います。これは何に振り回されているのか、というと、競争に振り回されています。

子どもの様子を観察すると、人が持っている物を欲しがるという場面をよく見ると思います。ところが、さんざん欲しがったくせに、いざ手に入れると大して遊ばず、また他の子が持っている物を欲しがる。こんな場面を目にすると、「物を大事にしなさい」と叱りたくなりますが、この反応は、大人でも同じように起こっています。

テレビショッピングで「ただ今注文殺到中！」と表示されると、居ても立ってもいられなくなる。番組側は、視聴者がちょっと気になり始める絶妙のタイミングでこれを表示させます。それによって私たちは、商品の価値が格段に上がったと感じるのです。

特に、インターネット社会ではこれが顕著に表れます。脳に備わった競争反応は、SNSやインターネットの様々な広告に使用されています。そしてこの競争反応によって、私たちは時に自分を見失ってしまうのです。

普段はぜんぜん興味がない物なのに、みんなが躍起《やっき》になって手に入れようとしている話を聞くと、自分も気になり出して買ってしまう。また、欲しいと思っている物が、他の人も欲しがっていることが分かると、なんとしても手に入れようとする。

私たちは、競争相手がいることで、物の価値が変わることをしばしば体験します。

「競争」は脳にどんな作用があるのでしょうか？

ただ相手がいる状況と競争相手がいる状況との、脳の働きの違いを調べた研究では、後者の方、つまり競争相手がいる方が、前頭連合野外側部が活発になっています。この部位も先ほどの報酬系の一部を形成しています。

この部位が活発になると対象物の価値が上がる。勝って高価値の報酬を得るか、負けてさらに価値が高くなった報酬に悔しがる。この競争反応が、次の報酬への期待を高めていく仕組みです。

お気づきかもしれませんが、この脳の働きでは、期待は高まりますが、決して満足は得られません。無駄に交感神経がアップダウンするだけで、自律神経にとってはとても負担が大きいです。

SNSで他人が書き込んだことや投稿した画像を目にして、心の中で突っ込みを入れたり苛立ったりするときは、画面を閉じた後、とても疲れると思います。自律神経の働きを無駄づかいしないためにも、デジタルデトックスをして、情報だけに振り回されるのを防ぎましょう。

先述の家庭内暴力において、「醜い」と感じるとすぐに手が出てしまう反応と同様に、本来は、この競争反応も生存競争を勝ち残るために必要な仕組みです。競争することや怒ること自体が悪いわけではありません。

ただ、何も行動せずに、心の中だけで競争や怒りを完結させていると自律神経と体はちぐはぐな関係になってしまいます。競争や怒りは、自分を前に推し進めるための強力な動機になります。高まった交感神経を無駄にせずに、必ずなんらかの行動に結びつけましょう。

仕事でもいいですし、プライベートの趣味でもいいです。家事などの日常の活動でもいいです。その活動をよりよくするための動機として、競争反応や怒りを利用する。これも、メタ認知によってなせる技です。

ただ振り回されるのは終わりにして、すべてを自分の糧《かて》にしていきましょう。

＋自律神経を鎮めれば感情も鎮まる

感情の前に自律神経の反応がある。それならば、自律神経を整えれば、感情を乱されずに済むのでは、ということに気づくと思います。

これまで、自律神経を整える方法をお話ししてきましたが、そのカギを握るのは、特別な行為ではなく、毎日行うことばかりでした。毎日生活しているだけで、自律神経が整うように仕向けていくことが大切です。

たとえば洗顔やメイク、入浴や歯磨きなどの整容。これは、皮膚の感覚である触覚を使って自律神経に働きかける行為です。触覚は、生まれる前の子宮の中で最初に経験する感覚で、私たち人間にとっては、内臓感覚の次に経験する基本的な感覚です。この触覚が、私たちの自律神経には大きな影響を及ぼしています。

触覚と他の感覚との違いは、ふさぐことができないことです。目や耳をふさぐことはできますが、触覚を遮断することはできません。常に、何かに触れていたり、何にも触れていなくても、肌で外の世界を感じ取っています。つまり、常に自律神経に情報を送り続けている感覚です。

あなたは緊張したりイライラしたときに、唇をかんだり、爪を噛むことがありますか？　唇や爪には、「パチニ小体」という振動を伝える受容器が集まっています。このパチニ小体が届ける情報はとても速くて強いです。自覚的には、体の敏感な場所にこのパチニ小体が配置されています。

私たちは、自律神経の情報不足によってフィードフォワードの予測が外れたとき、無意識に、速く強い情報を届けて修正しようとします。これが、唇や爪を噛む行為です。でも、唇や爪を噛むのは、あまり望ましい行為ではありませんよね。どちらかというと、落ち着きのなさや頼りなさといった、信頼を損なうような印象を与えてしまいます。そこで、社会的によい方法で、パチニ小体を使って自律神経に情報を届けるようにすり替えましょう。それが整容でできます。

顔や髪、爪など敏感な部分をケアすることは、自律神経に現在の情報をしっかり届ける行為です。たとえば、交代勤務の看護師の方々に、自分の体調やメンタルを整えるために最も重視していることは？　と問うと、「洗顔」を挙げる人が多いです。洗顔をすることで、仕事モードから休みモードに切り替えているので、洗顔をいい加減にしているときはたいてい調子が悪く、仕事もプライベートも充実しない。反対に、充実しているときには、洗顔やスキンケアに時間をかけているという傾向があります。

1日の始まりや終わりとして、スキンケアを丁寧《ていねい》に行うことは、自律神経を整えてしっかり脳と体を準備しておくことにつながります。

歯磨きも同じように情報を伝えることができる行為ですが、歯磨きにはもう1つ重要な役割があります。それは、唾液の調整です。副交感神経が優位になると、唾液は酵素が増えてさらさらになります。これを促すのが歯磨きです。そこで、3分間歯磨きを試してみましょう。

まず、歯ブラシをぬらさずに歯磨き粉をつけて、歯を磨きます。その間、唾液が出ますが吐き出さずに溜めたまま、3分間歯磨きをしてみましょう。3分は結構長いので、最初のうちは1分とか2分でもいいので、普段の歯磨きよりも長い時間をかけてみます。

すると、口の中は唾液でいっぱいになります。そうしたら、おちょこ1杯分くらいの少量の水を口に含んで口をゆすぎ、1回だけ吐き出します。こうすることで、唾液によって分泌された酵素を口腔内にとどめるのです。

これが就寝前にできると、副交感神経を優位にして眠る準備にもなります。デンタルケアもできます。さらにお得なことが、もうひとつあります。人間はもともとパートナーの体調を確認するためにキスをするのだと考えられています。キスによって感覚的に、相手の体調や排卵日が分かるというのです。

男性の場合は、キスの欲求は女性の容姿で決まりますが、女性は少し違います。女性は、男性の「歯」の状態で、欲求が決まることが明らかになっています。「歯」の並びや清潔さで、自分の免疫力との兼ね合いを判断し、より良い遺伝子を残すための、これも生存戦略だと考えられています。

ぐっすり眠れてむし歯を防いでパートナーとも出会える。一石三鳥《いっせきさんちょう》の3分間歯磨きを試してみましょう。

＋悪い夢を見ることで仮想現実を消している

最後になりますが、この章の冒頭で、私たちは仮想現実の中で悩んでいる、とお話ししました。その仮想現実を、脳が消去する働きがあることが明らかになっています。

あなたは、目覚めに悪い夢を見ることがありますか？　実は、その悪い夢には、脳がもとに戻ろうとする戦略が隠されています。

睡眠中には、レム睡眠といって、眼球が急速に動く眠り方があります。このレム睡眠には、様々な働きがあることが明らかになっていて、そのひとつが、不要な感情記憶の消去作業です。レム睡眠中には、いらない感情記憶を消去して、事実の記憶だけが残るようにしています。私たちの脳が、自らもとの状態に戻ろうとしている活動です。

この消去作業中に、私たちは悪い夢を見ています。ということは、悪い夢を見て目覚めた朝は、脳ではいらない記憶が消去されてスッキリしたということです。気分は不快だったとしても、それだけ脳と自律神経は、前を向いて進んでいく準備が整ったということなのです。

こうして見てきたとおり、自律神経の働きに、無駄なものはひとつもありません。自律神経の働きを味方につけて、毎日を堂々と歩んでいきましょう。

おわりに

■これからの医療と健康管理

2017年度のノーベル生理学・医学賞が、体内時計の分子メカニズムを解明した3人のアメリカ人科学者、マイケル・ロスバッシュ氏、ジェフリー・ホール氏、マイケル・ヤング氏に与えられました。体内時計は、今では私たちにも耳なじみがある言葉になりました。植物には、時間によって葉や花が開閉する様子が観察されるなど、生物に時計が備わっていることは古くから知られていました。

しかし、人間の医療や健康づくりにも時間によってその効果が変わることが解明されるには、50年以上の時間が費やされています。

本書で、自律神経の仕組みのひとつとしてお話ししたホメオスタシス。この考え方が先に台頭していて、たとえば夜の睡眠中に血圧が下がるのは、昼間に活動して血圧が上がったせいだと考えられていました。

しかし一方では、日中にごろごろしていて何も活動していなくても夜には血圧が下がることが認められていました。これが、体内に備わった時計の働きによるものだと考えた研究者は、自ら防空壕にこもって生理的な変化に24時間の周期があることを証明しました。

人間にも、体内時計があることは明らかにされたものの、それ以降長い間、その仕組みは不明なままでした。これを打ち破ったのが、今回の受賞となった時計遺伝子の発見です。

時計遺伝子は、生物に欠かすことのできないタンパク質の合成を設計します。タンパク質が合成され、一定量以上たまると今度はその合成がストップされる。そして、一定量以下になると再び合成が始まる。これが、約24時間周期で行われるのです。時計遺伝子は、主だったものでも10種類以上存在すると考えられていて、現在続々と発見されてきています。

時計遺伝子の発見によって、ホメオスタシスと体内時計は、私たちの体の仕組みを司る2大システムと認識されるようになりました。では、体内時計が認識されることによって、医療や健康づくりにはどんな影響があるのでしょうか。

たとえば、肝臓の働きは14時に最も活発になることが明らかにされています。そこで、肝臓の手術を14時に設定すると、術後に回復しやすく、患者さんはもちろん、医療スタッフの負担も減らすことができます。今までの手術の設定に、「時間」という考え方を追加してみるだけで、大幅にコストを下げることができるのです。このような考え方を時間医学と言います。

本書では、運動や食事の時間帯による効果をうまく利用することを提案しました。その背景には、この時計遺伝子の発見と、そこから導き出された時間医学、時間栄養学があるのです。ホメオスタシスが基盤と考えられてきた自律神経も、時計遺伝子の仕組みと融合することで、これからさらにその理解が発展していくでしょう。それにより、私たちを取り巻く生活習慣に関する考え方は、ますます前向きに変わっていくはずです。

■今を充実させるために医学を活用する

時代が大きく変わるのに合わせて、医療のあり方も変わっていかなければなりません。私たち作業療法士は、脳と体の機能を活かす生活習慣をつくるお手伝いをするのですが、私たちが病院にいたのでは、あなたが病気になるまでお役に立つことはできません。

病院で病気になる人を待ち構えて、病気になってからこれからの生活をつくってい
く。そして患者さんも、病気になるまで無理に仕事をして、病気になってから自分の体
の変化に気づいてこれからの生活について考え直す。

それが、病院で働くということなのだ、といわれてしまえばそうなのかもしれません
が、私はどうにも納得ができませんでした。

病気に対して、病院側は患者さんの生活が原因だとし、患者さんは病気を治すのが病
院なのだから早く治してくれという。そうしたお互いの関係を健全ではないと考えてい
ました。そこで、医療とそれを利用する人の良い関係を築くために、作業療法士として
本来やるべきことをやろうと起業をしたのです。

働きづめで重症になった人を再び職場に復帰させるのは、とても大変なことです。で
すが、そうした人たちは、自分の脳や自律神経の仕組みをよく知らないだけで、仕事に
関する自己管理能力は優れた人ばかりでした。

そうであれば、会社で勤務しているときから、脳や体の仕組みを活用できる働き方を
指導されれば、この人たちは病院に来なくても済んだのではないかと考えました。

そこで企業に対して、研修や働き方改革を行っていくと、生産性の向上が見られ、仕

事中の眠気や体調不良な状態が減りました。生産性の向上は約10パーセントでした。これはつまり、10パーセントくらいの生産性が下がる体調をつくる生活習慣があり、それを自律神経を中心に据えた生活習慣に変えたことで、もともとの力が発揮できるようになった、ということです。

働き方や生活習慣をつくり直すことは、とてもローリスクでハイリターンです。本書の実践編でお話しした、タスク設定や睡眠、運動、食事は、誰でも毎日必ず行うことです。いったんルールが決められれば、何も考えずにそのルールどおりに行われます。

仕事の能力を人と比べるとき、初めからできる人はいいな、才能がある人はいいなと、うらやんだり落ち込んだりすることがあるかもしれません。確かに才能の違いはありますが、すべての人に平等に与えられている条件があります。それが「時間」です。私たちの脳や身体における「時間」の意味を深く理解し、それを有効に活用することは、すべての人に与えられているチャンスです。

今まであなたが持っていたルールは、どこかで誰かから見聞きしたものです。私たちは、子どもの頃から、親や学校、テレビやネットなどから得られる情報をもとに、周りの人はどうしているかを知り、それを自分なりのルールに組み込んでいます。

脳は、基本的に過去の行動を再現するので、このルールは無意識のままつくられていきます。このルールが間違ってしまうと、知らないうちに力が出せない体をつくってしまうのです。もしかしたら、あなたのこれまでの考え方には、自律神経の3つの仕組みや体内時計の仕組みが抜けていたかもしれません。

本書を読んでいただいたことをきっかけに、新たな軸を足してみてはいかがでしょうか。生活習慣のつくり方は、これから生涯役立つはずです。本書では、特定の方法を紹介するより、その仕組みや理由を紹介することに重点をおきました。仕組みと理由さえ分かれば、自分で自分の習慣を見直し、新しくつくり直していくことができるからです。

「最高の治療はセルフケア」

私は、この言葉のもとに、これまで様々な現場で活動してきました。自律神経を知ることは、私たちに重要な視点を与えてくれます。

そのひとつが、ものごとを一側面だけで判断しないということです。

お伝えしたみなさんが、口をそろえて言うのは「ラクになった」ということです。

自分のことがよく分からずに、ただ頑張らなければならないと思っていたことや、休むことは怠けることだから、いつも元気ではつらつとしていなければならないと思っていたこと。

健康になるためにやるべきことが多すぎて、負担に思っていたこと。そして、できない自分を責めてしまっていたこと。

それらが必要ないことだったと気づいた、間違っていた考え方だということが分かった、ということです。


自律神経の働きは複雑ですが、その仕組みにしたがってやるべきことは、それほど難しいことではなかったと思います。

あなたが本書を通じて何か気づくことがあり、今の生活を少し変えてみようと思っていただけたら、これほどうれしいことはありません。

菅原洋平

２０１７年11月

菅原洋平（すがわら・ようへい）
1978年、青森県生まれ。作業療法士。ユークロニア株式会社代表。アクティブスリープ指導士養成講座主宰。国際医療福祉大学卒。国立病院機構にて脳のリハビリテーションに従事したのち、現在は、ベスリクリニック（東京都千代田区）で薬に頼らない睡眠外来を担当する傍ら、生体リズムや脳の仕組みを活用した企業研修を全国で行う。その活動は、テレビや雑誌などでも注目を集める。主な著書に、13万部を超えるベストセラー『あなたの人生を変える睡眠の法則』、10万部突破の『すぐやる！行動力を高める科学的な方法』などがある。

自《じ》律《りつ》神《しん》経《けい》はどこまでコントロールできるか？

2017年12月25日　初版第一刷発行

著　者　菅原洋平《すがわらようへい》

発行者　栗原武夫

発行所　KKベストセラーズ
〒170-8457東京都豊島区南大塚2-29-7
電話：03-5976-9121（代表）
http://www.kk-bestsellers.com

印刷所　錦明印刷株式会社

製本所　株式会社フォーネット社

DTP　株式会社オノ・エーワン

ISBN978-4-584-13837-3 C0030